新冠肺炎
农村防控手册

中国社区卫生协会　编　著

人民卫生出版社
·北京·

图书在版编目（CIP）数据

新冠肺炎农村防控手册 / 中国社区卫生协会编著
. —北京：人民卫生出版社，2021.4
ISBN 978-7-117-31390-2

Ⅰ.①新… Ⅱ.①中… Ⅲ.①农村 —日冕形病毒 —病
毒病 —肺炎 —疫情管理 —手册 Ⅳ.①R563.1-62

中国版本图书馆 CIP 数据核字（2021）第 050736 号

人卫智网	www.ipmph.com	医学教育、学术、考试、健康， 购书智慧智能综合服务平台
人卫官网	www.pmph.com	人卫官方资讯发布平台

新冠肺炎农村防控手册
Xinguan Feiyan Nongcun Fangkong Shouce

编　　著：中国社区卫生协会
出版发行：人民卫生出版社（中继线 010-59780011）
地　　址：北京市朝阳区潘家园南里 19 号
邮　　编：100021
E - mail：pmph @ pmph.com
购书热线：010-59787592　010-59787584　010-65264830
印　　刷：北京顶佳世纪印刷有限公司
经　　销：新华书店
开　　本：889×1194　1/32　印张：4
字　　数：104 千字
版　　次：2021 年 4 月第 1 版
印　　次：2021 年 6 月第 1 次印刷
标准书号：ISBN 978-7-117-31390-2
定　　价：30.00 元

打击盗版举报电话：010-59787491　E-mail: WQ @ pmph.com
质量问题联系电话：010-59787234　E-mail: zhiliang @ pmph.com

《新冠肺炎农村防控手册》
编写委员会

顾　问　冯子健

主　审　李　群　李中杰

主　编　杜兆辉

副主编　郑艳玲　胡悒萍　袁雅兰

编　委　（按姓氏笔画排序）

丁　静　广东省广州市天河区石牌街华师社区卫生服务中心

王　伟　四川省成都市青羊区新华少城社区卫生服务中心

王海棠　上海市浦东新区上钢社区卫生服务中心

朱国军　湖北省十堰经济开发区社区卫生服务中心

刘　军　山东省青岛市崂山区北宅卫生院

刘　玲　湖北省武汉市武昌区首义路街社区卫生服务中心

刘欣梅　北京市东城区东花市社区卫生服务中心

江家欣　广东省汕头市澄海区莲上镇卫生院

汤松涛　广东省东莞市寮步社区卫生服务中心

杜兆辉　上海市浦东新区上钢社区卫生服务中心

吴天成　湖北省武穴市花桥卫生院

吴振华　湖北省随州市曾都区淅河镇卫生院

陈　锐　四川省成都市青羊区新华少城社区卫生服务中心

范忠林　四川省成都市郫都区唐昌镇卫生院

郑艳玲　湖北省武汉市武昌区首义路街社区卫生服务中心

胡悒萍　广东省广州市天河区石牌街华师社区卫生服务中心

侯　进　上海市浦东新区大团社区卫生服务中心

袁雅兰　北京市东城区东花市社区卫生服务中心

徐云芳　湖北省鄂州市古楼街道怡亭铭社区卫生服务中心

海　靖　北京市东城区东花市社区卫生服务中心

崔　迪　上海市浦东新区上钢社区卫生服务中心

韩胜红　湖北省疾病预防控制中心慢防所

韩艳萍　广东省广州市天河区石牌街华师社区卫生服务中心

蔡利强　上海市浦东新区大团社区卫生服务中心

蔡学民　山东省青岛市崂山区社区卫生服务中心

前　言

　　新型冠状病毒肺炎(简称新冠肺炎)给我国乃至全球带来了重大的公共卫生安全挑战,对人民的生命健康和经济社会生活产生了巨大的影响。虽经不懈努力,新冠肺炎仍没有得到完全的控制,2021 年 1 月在我国各地散发的疫情病例,多数出现在农村地区。

　　此次新冠肺炎疫情呈现出持续时间长、波及范围广、传播速度快、患者年龄大、农村比例高等特点,有的地方出现了社区传播、多代传播,防控形势复杂严峻。从此次疫情来看,农村医疗卫生条件和医疗机构能力比城市薄弱,一旦发生疫情,蔓延的风险可能更大,乡镇卫生院、村卫生室等的"哨点"作用更为凸显。同时,在农村地区因为特定的生活、生产习惯,以及对新冠肺炎疫情防控认识的不断加强,非常有必要撰写一本针对农村防疫工作的科普读物。

　　为此,中国社区卫生协会组织了二十多位参与一线疫情防控工作的社区卫生服务专家,编写了《新冠肺炎农村防控手册》。手册分为常识篇、法规篇、居民篇和机构篇,每篇做到理论联系实际,尤其针对农村地区的生活、生产特点,图文并茂、简明扼要,是一本面向广大农村地区疫情防控的科普手册和工作指南。随着新冠肺炎疫情防控工作的不断推进,有些防控策略和注意事项也会不断调整,我们也会做适当的修订和完善。

在此,对所有在新冠肺炎疫情防控期间坚守岗位的基层医疗卫生工作人员致以最崇高的敬意!

编委会

2021 年 1 月

目　录

第一篇
常识篇

一、病　毒

1. 什么是病毒

　　病毒是微生物的一种,它不同于细胞和细菌,通常身着蛋白质"外套"(衣壳),内里包裹着遗传物质(核酸分子),身体构造很简单。病毒没有独自的代谢系统,不能独立生存,往往只能"寄人篱下",依靠宿主细胞提供物质与能量产生新的病毒粒子。尽管如此,病毒的威力却不容小觑,许多病毒都能引起人的疾病,例如麻疹、流行性感冒(流感)、艾滋病等,是可能存在于任何时间与地点的"隐性杀手"。

2. 冠状病毒的形态特点是什么

　　冠状病毒是自然界广泛存在的一个大型病毒家族,在电子显微镜下其形态类似花冠,所以被命名为冠状病毒。

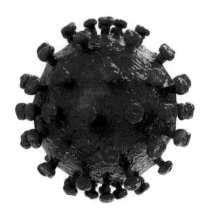

3. 哪些动物可能携带冠状病毒

冠状病毒最早在禽类中被发现,后在人类有感冒症状的患者中被检测出。农村地区常见的蝙蝠、鼠类、家禽和家畜等是其广泛的动物宿主,其中蝙蝠是最重要的自然宿主。

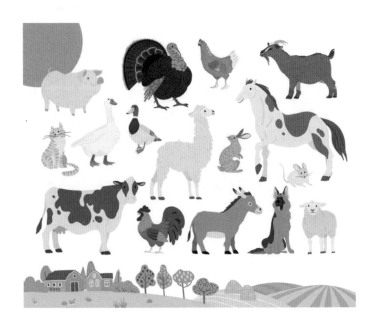

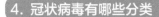

4. 冠状病毒有哪些分类

到目前为止，大约有 15 种不同冠状病毒株被发现，能够感染多种哺乳动物和鸟类，有些可使人发病。

可感染人的冠状病毒有 7 种，其中 4 种会引起普通的感冒症状，分别为 HCoV-229E、HCoV-NL63、HCoV-OC43、HCoV-HKU1。另外两种是令人闻之丧胆的 SARS-CoV-1 和 MERS-CoV，也就是重症急性呼吸综合征冠状病毒和中东呼吸综合征冠状病毒。第 7 种是 2019 年开始流行的新型冠状病毒（SARS-CoV-2）。SARS-CoV-1/2 的传播力和致病性强，已造成全球大流行。

5. 冠状病毒有哪些特点

冠状病毒对紫外线和热敏感，乙醚、75% 酒精、含氯消毒剂、过氧乙酸和氯仿等脂溶剂均可有效灭活病毒。

病毒的生存时间跟温度、湿度及周围环境有很大的关系。实验室研究表明，新型冠状病毒在空气中可存活 3 小时，在铜质表面可存活 4 小时，在纸板上可存活 24 小时，在塑料、不锈钢表面可存活 2~3 天。我国科学家证实新型冠状病毒可以在进口冷链食品外包装上长时间存活。

6. 近两年流行的新型冠状病毒究竟是什么

2019 年 12 月在武汉相继发现不明原因的感染性肺炎患者，经科学家病原学研究证实是一种新的、从未在人类中发现的新型冠状病毒感染所致，国家卫生健康委员会将该病毒所致疾病命名为新型冠状病毒肺炎。

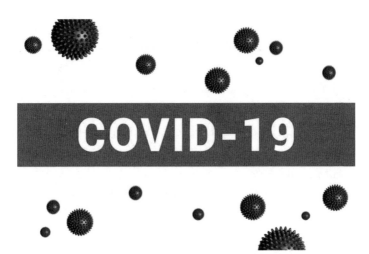

7. 新冠肺炎的传染源有哪些

该疾病主要通过人与人之间的接触传播,感染新型冠状病毒的患者和无症状感染者是传染源。

8. 新冠肺炎的传播途径有哪些

新冠肺炎的主要传播途径为经患者和无症状感染者的呼吸道飞沫传播,接触病毒污染的物品也可以造成感染,在空气流通不佳的室内环境中,也存在经气溶胶传播的可能。具体地讲,患者及无症状感染者打喷嚏、咳嗽、说话排出的呼吸道飞沫,喷溅到近距离接触者的口、眼、鼻黏膜上是主要的传播和感染方式。患者或无症状感染者排出的呼吸道飞沫中的细小颗粒可混合并悬浮在空气中,形成气溶胶,易感者吸入含有病毒的气溶胶也可导致感染。患者或无症状感染者排出的呼吸道飞沫或粪便污染物品表面,易感者的手接触这些污染物品后,再接触自己的口腔、鼻腔、眼睛等黏膜也可导致感染。

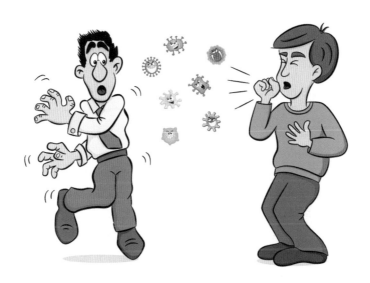

9. 新冠肺炎的人群易感性如何

由于新型冠状病毒是新出现的病原体,人群对其没有特异性免疫力,因而普遍易感。老年人及慢性疾病患者感染后病情较重。感染后或接种新型冠状病毒疫苗后可获得一定的免疫力。

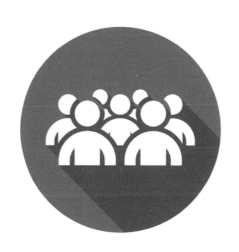

10. 新冠肺炎的潜伏期有多久

传染病的潜伏期是指人体在感染后到出现症状的时间,潜伏期是对密切接触者确定医学观察和隔离检疫时长的重要依据。

新冠肺炎的潜伏期为 1~14 天,多为 3~7 天,个别病例可达 14 天以上。

11. 感染新型冠状病毒后有哪些症状

以发热、干咳、乏力为主要表现。部分患者首先会出现嗅觉、味觉减退或丧失,少数患者伴有鼻塞、流涕、咽痛、结膜炎、肌痛、腹泻等症状。重症患者多在发病一周后出现呼吸困难和 / 或低氧血症,严重者可快速进展为急性呼吸窘迫综合征、脓毒症休克、难以纠正的代谢性酸中毒、出凝血功能障碍及多器官功能衰竭等。极少数患者还可有中枢神经系统受累(头痛、呕吐、意识障碍等)及肢端缺血性坏死等表现。轻型患者可表现为低热、轻微乏力、嗅觉及味觉障碍等,无肺炎表现。少数患者在感染新型冠状病毒后可无明显临床症状。

多数患者预后良好,少数患者病情危重,多见于老年人、有慢性基础疾病者、晚期妊娠和围产期女性、肥胖人群。

儿童病例症状多轻于成年人,部分儿童及新生儿病例症状可不典型,表现为呕吐、腹泻等消化道症状或仅表现为反应差、呼吸急促,但幼儿(1~5 岁)尤其是婴儿(<1 岁)出现重症 / 危重症比例高于其他儿童。此外,欧美多国报告的儿童多系统炎症综合征被认为可能与新型冠状病毒感染有关,主要发生在既往健康的儿童和青少年中,可导致多系统器官受累,疾病严重者需要住院。

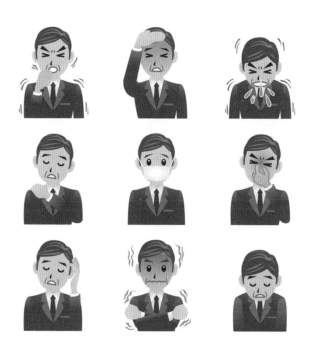

二、传　播

1. 哪些人容易被传染新冠肺炎

　　不喜欢戴口罩的人；经常在密闭公众场所聚集的人；不讲个人卫生的人；从事冷链进口货物经营和运输的人；私人小诊所的工作人员和游医。

2. 哪些行为容易传染新冠肺炎

　　到公共场所不戴口罩；咳嗽、打喷嚏不注意遮掩；经常参加各类聚会，如聚餐、参加红白喜事、商品推销、打麻将、打扑克等人员聚集活动。

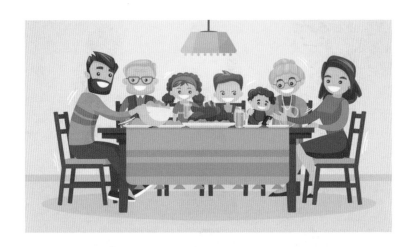

3. 哪些地方容易传播新冠肺炎

农村小茶馆、棋牌室等小空间内人员聚集的地方；聚集性宗教或民俗活动的地方；保健品推销场所(多为老年人聚集)；农村集市等人员密集的地方；个体诊所和卫生院(站、室)；乡村浴室(池)；村文化中心、活动室；冷链进口货物仓库等地方。

4. 怎样改变生活卫生习惯来减少新冠肺炎的传播

讲究个人卫生，饭前便后要洗手；碗筷要定期用沸水煮；使用公筷最稳当；食品一定要煮熟吃；定期换衣和洗被；咳嗽咳痰讲礼仪(咳嗽遮口，不随地吐痰)。处理生活垃圾时，垃圾一定要袋装；定点放置要入筐。管理厕所卫生，改水改厕按要求进行；勤冲勤洗勤消毒。红白喜事新风尚，红事新办，网络祝福，幸福生活；白事简办，入土为安。农村赶集，出门戴口罩，赶集后洗手、换衣不可少。亲朋来访，询问是否有感冒，家里吃饭最稳当，留宿在家有隐患。

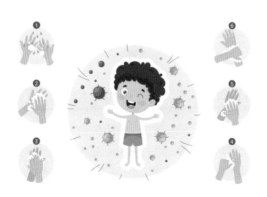

5. 宠物之间传播新型冠状病毒吗

猫、狗等宠物可以感染新型冠状病毒,某些动物之间可以传播新冠肺炎,但其传播效率尚无深入研究。

6. 宠物与人之间传播新型冠状病毒吗

人感染了新型冠状病毒可以传染给宠物,但目前还未发现宠物感染新型冠状病毒后传染给人的证据。

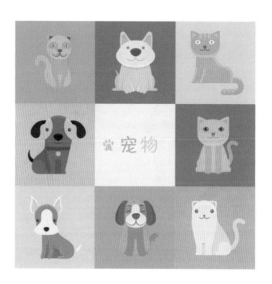

三、检 测

1. 什么是核酸检测？为什么要做核酸检测

核酸是病毒的遗传物质，每一种病毒都有自己特有的遗传物质（也可称为基因），能够与其他病毒相区别。核酸检测通过检查人体标本是否含有新型冠状病毒特有的核酸，可以早期快速发现新冠肺炎患者和无症状感染者。

2. 哪些医院能做核酸检测？需要预约吗

并不是所有的医院都能提供核酸检测服务。各地政府卫生健康行政部门的网站都会公布指定的新型冠状病毒核酸检测机构的名单、地址和联系电话。为了减少人群聚集，核酸检测提倡提前预约，每家医院的核酸检测时间和预约方式不一样，可以到其官方网站查询，或打指定电话问询。

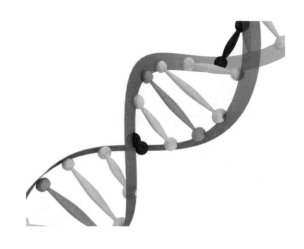

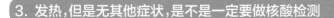

3. 发热,但是无其他症状,是不是一定要做核酸检测

新冠肺炎流行期,所有有可疑症状的人都应先排除是否感染了新型冠状病毒。发热是新型冠状病毒感染后最常见的表现,如核酸检测阴性,能够初步排除感染新型冠状病毒的可能性,因此发热患者一定要先做核酸检测。

4. 到哪个科找医生可以开具核酸检测申请单

有发热症状的患者直接到设有发热门诊的医院就诊,发热门诊医生会直接开具核酸检测单,并在发热门诊内直接采样,待核酸采样结果出来明确阴性后才能离院。如果没有发热和其他不舒服的健康人需要做核酸检测,可以通过权威机构官方网站或咨询电话查询,事先了解清楚时间、地点、流程。为减少感染风险,尽量不要盲目到医院找医生开申请单。

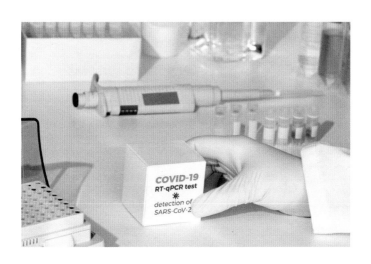

5. 核酸检测阴性就是没感染新型冠状病毒吗

一次核酸检测阴性有时不能明确没感染新型冠状病毒,对某些有症状的人或高风险暴露人员(如密切接触者)往往需要在不同的时间多次检测,最终才能检测出阳性结果。这主要是因为刚刚感染新型冠状病毒的人,其呼吸道分泌物的排毒量少,最初检测时可能检测不出来。

6. 做核酸检测用鼻拭子还是咽拭子? 有何区别

核酸检测采样可以用鼻拭子和咽拭子两种检测方法。咽拭子是从口内插入棉签,采集咽喉深处的细胞,优点是患者张口就能进行操作,相对简单,因此临床上比较常用,尤其是大范围人群的检测。鼻拭子是将棉签从鼻孔内插入,优点是在鼻咽部停留的时间更长,比咽喉部的位置更深,新型冠状病毒存量较多,可提高检测阳性率。

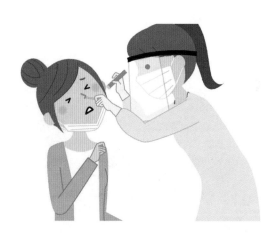

7. 核酸检测一般多长时间出报告

一般发热门诊患者的核酸检测在 6 小时内出报告;普通

门急诊、住院患者、陪护人员一般在 12 小时内出报告；对于主动要求做核酸检测的人群，一般在 24 小时内出报告；样本量大时，主要看当地核酸检测机构的检测能力，不同医院或地区略有差别。

8. 哪些人需要做核酸检测

在新冠肺炎疫情期间，原则上需做到"应检尽检"，主要包括：发热患者、新冠肺炎疑似患者、新冠肺炎确诊病例、新冠肺炎病例的密切接触者、住院治疗患者及陪护人员、14 天内途经或有中高风险地区旅居史人员、海外入境人员、治疗后出院需定期随访的新冠肺炎患者及从事冷链运输、国际物流、医疗卫生、检验检疫、场所消毒等职业的人群。当周围有聚集性疫情发生时，一定范围内的人群都需要进行检测。

9. 家人有发热现象，其他家属是否也需做核酸检测

如果患者本人已去定点发热门诊就诊并排除新型冠状病毒感染，家属就不需要做核酸检测。

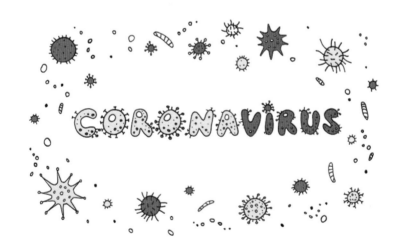

10. 为什么部分地区所有人都要做核酸检测

因为部分地区出现了一定规模的社区传播,进行全员核酸检测可以在早期快速发现感染者,防止疫情进一步扩散。

11. 如何查询核酸检测结果

做完核酸检测不用去医院打印报告单,在任何医院做完核酸检测的第二天,直接扫描国务院客户端二维码,输入姓名、身份证号,就可以快速查询 7 天内的核酸检测结果。

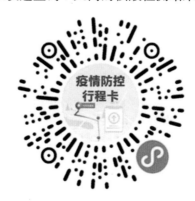

12. 大规模的核酸检测,现场需要注意什么

应提前做好核酸检测预约登记,携带好本人有效证件,在规定时间到达指定地点,有序参加核酸检测。全程佩戴口罩,保持1m 间距,做好个人防护。检测前取下口罩,检测后立即戴好,可提前准备 1 个备用口罩,以备污染后随时更换。

13. 全员核酸检测是怎么做的? 为什么能在 3 天内完成这么多人的检测和报告

全员核酸检测采用了"10 合 1 混采检测",将采集 10 人的10 支拭子放在 1 个采集管中,集中进行检测,如果发现异常,再一个一个对这 10 人进行采样筛查。"10 合 1 混采检测" 大大减少了检测样本量,提高了检测效率,确保 3 天内完成并出具核酸检测报告。

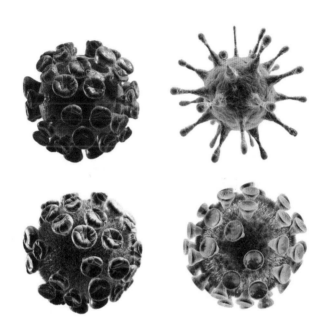

14. 核酸检测收费吗? 全员核酸检测的费用谁来出

截至 2021 年 1 月底,全国统一核酸检测费用最高不超过 80 元 / 次。不同地区的检测定价有所不同。全员核酸检测的费用由政府承担,个人无须支付。

四、消毒防护

1. 什么是消毒剂? 常见类型有哪些

传染病消毒是用物理或化学方法消灭停留在不同传播媒介

物上的病原体,以切断传播途径,阻止和控制传染的发生。消毒剂是用于杀灭传播媒介上的微生物使其达到消毒或灭菌要求的制剂。

消毒剂按有效成分可分为醇类消毒剂、含氯消毒剂、含碘消毒剂、过氧化物类消毒剂、胍类消毒剂、酚类消毒剂、季铵盐类消毒剂等;按用途可分为物体表面消毒剂、医疗器械消毒剂、空气消毒剂、手消毒剂、皮肤消毒剂、黏膜消毒剂、疫源地消毒剂等。

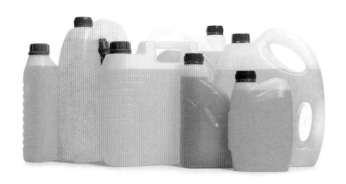

2. 常见消毒剂如何选择及配制

环境物体表面可选择含氯消毒剂、二氧化氯等消毒剂擦拭、喷洒或浸泡消毒。手、皮肤建议选择有效的消毒剂如碘伏、过氧化氢消毒剂等手皮肤消毒剂或速干手消毒剂擦拭消毒。室内空气消毒可选择过氧乙酸、二氧化氯、过氧化氢等消毒剂喷雾消毒。所用消毒产品应符合国家卫生健康部门管理要求。几类常用消毒剂的用途及配制方法(见表 1-1)。

表 1-1 几类常用消毒剂的用途及配制方法

消毒剂类型	名称	用途	配制方法
含氯消毒剂	含氯消毒片(有效氯含量为 500mg/片)	适用于物体表面、织物等污染物品,以及果蔬和餐饮用具等的消毒	1 片溶于 1L 水(有效氯浓度为 500mg/L)
	消毒粉(有效氯含量为 12%~13%,20g/ 包)	常用于呕吐物、排泄物、污水的消毒,消毒粉覆盖作用 30 分钟后清除,再常规消毒	1 包溶于 4.8L 水(有效氯浓度为 500mg/L)
	84 消毒液(有效氯含量为 5%)	适用于织物的浸泡消毒	按消毒液:水比例为 1:99 稀释(有效氯浓度为 500mg/L)
醇类消毒剂	含醇免洗手消毒液(乙醇含量 >60%)	主要用于手和皮肤的消毒,也可用于较小物体表面的消毒	直接使用。卫生手消毒:均匀喷雾手部或涂擦揉搓手部 1~2 遍,作用 1 分钟
二氧化氯消毒剂	二氧化氯	适用于物体表面消毒和室内空气消毒	按产品说明书配制
过氧化物类消毒剂	过氧乙酸	用于水路管路消毒、软式内镜消毒灭菌	按产品说明书配制。0.5% 过氧乙酸冲洗作用 10 分钟,消毒结束后应使用无菌水冲洗去除残留消毒剂

续表

消毒剂类型	名称	用途	配制方法
过氧化物类消毒剂	过氧化氢	超低容量喷雾进行空气消毒和隔离病房、转运车的终末消毒	按产品说明书配制。3%过氧化氢,用气溶胶喷雾方法,用量按10~20mL/m³(1g/m³)计算,消毒作用60分钟后通风换气

3. 84消毒液等含氯消毒剂使用有哪些注意事项

为外用消毒剂,不可口服;含氯消毒液对金属有腐蚀作用,用消毒液擦拭物体或喷洒消毒液时,擦拭后30分钟用清水再次进行擦拭,将残留的消毒剂除净。注意开窗通风;对衣物、棉织物有褪色及漂白作用,慎用;毛、麻、丝织品禁用;禁止与洁厕灵(或其他酸性洗涤剂)一起使用,这两者在一起会产生氯气,对人体有害,可以使人中毒;不能与酒精一起使用;远离儿童;溅入眼内或接触皮肤,尽快用流动清水冲洗,如有不适立即就医;含氯消毒液一定要现用现配,购买消毒剂要注意确认产品的有效期,储存于室内阴凉干燥处;消毒时要戴好手套,使用后用清水将手冲洗干净,以免伤害手部皮肤。

4. 乙醇(酒精)消毒液使用有哪些注意事项

本品为外用消毒剂,不得口服;对酒精过敏者慎用;本品易燃,应远离火源;密封保存于阴凉、干燥、通风、避光避火处;定期测定,保持有效浓度;不适于空气消毒,不宜用于脂溶性物体表面的消毒;使用浓度为75%,浓度过高或过低均影响杀菌效果。

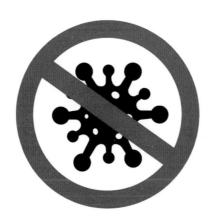

5. 科学消毒"五加强""七不宜"指什么

五加强：隔离病区、患者住所进行随时消毒和终末消毒；医院、机场、车站等人员密集场所的环境物体表面增加消毒频次；高频接触的门把手、电梯按钮等加强清洁消毒；垃圾、粪便和污水进行收集和无害化处理；做好个人手卫生。

七不宜：不宜对室外环境开展大规模的消毒；不宜对外环境进行空气消毒；不宜直接使用消毒剂（粉）对人员进行消毒；不宜对水塘、水库、人工湖等环境中投加消毒剂（粉）进行消毒；不得在有人条件下对空气（空间）使用化学消毒剂消毒；不宜用戊二醛对环境进行擦拭和喷雾消毒；不宜使用高浓度含氯消毒剂（有效氯浓度大于 1 000mg/L）做预防性消毒。

6. 农村地区公共交通消毒措施有哪些

日常情况下保持公共交通工具上的环境整洁卫生，并采取预防性消毒措施；短途客车、公交车等有条件开窗的公共交通工具，有条件时可开窗低速行驶，在停驶期间应当开窗通风，保持空气流通。公共交通工具运行结束后，对内部物体表面（如车身内壁、司机方向盘、车内扶手、桌椅等），采用含有效氯 250~500mg/L 的含氯消毒剂进行喷洒或擦拭，也可采用有效的消毒湿巾进行擦拭;座椅套等纺织物应保持清洁,并定期洗涤、进行消毒处理。

公共交通工具上出现人员呕吐时,立即采用消毒剂(如含氯消毒剂)或消毒干巾对呕吐物进行覆盖消毒,清除呕吐物后,再使用消毒剂进行物体表面消毒处理。

当有疑似或确诊病例出现时,在专业人员指导下,有肉眼可见污染物时应先完全清除污染物再消毒;无肉眼可见污染物时可用 1 000mg/L 的含氯消毒液或 500mg/L 的二氧化氯消毒剂擦拭或喷洒消毒。地面消毒先由外向内喷洒一次,喷药量为 100~300mL/m²,待室内消毒完毕后,再由内向外重复喷洒一次。消毒作用时间应不少于 30 分钟。

7. 农贸市场的消毒应急处置措施有哪些

污染物处置:市场内有呕吐物、排泄物及分泌物等污染物时,可用一次性吸水材料(如纱布、抹布等)蘸取 5 000~10 000mg/L 含氯消毒剂小心移除。地面用 1 000mg/L 含氯消毒剂擦拭被污染表面及其周围可能污染的表面。处理污染物时应当佩戴手套和口罩,处理完毕后及时手卫生。

出现病例后的处置:当出现新冠肺炎疑似病例或确诊病例时,市场开办者、场内经营者应当配合相关部门做好密切接触者的追踪和流行病学调查,并在当地疾病预防控制机构的指导下对市场进行终末消毒,如有空调通风系统,则同时对其进行清洗和消毒处理,经评价合格后方可重新启用。

关闭市场后的处置:如因疫情原因关闭市场的,应当在疾病预防控制机构等的专业指导下,封存市场内被污染的食品、用品等物品,对市场环境进行消毒,对相关物品进行无害化处理。物品在未处理前,应当保持市场内冰箱、冰柜等冷冻冷藏设备正常运行,以防止物品腐败变质及可能的污染物扩散。

8. 农村地区的垃圾如何消毒处理

　　乡镇政府、村委会要对城乡接合部、附近市场、公厕等易出现疫情传播的重点公共场所,设立专门值班员负责消杀工作。对生活垃圾应当消毒并外运集中处理,对隔离人员产生的垃圾进行集中消毒、封存并由相关部门处理。农贸市场内应当配备果壳箱、垃圾桶等卫生设施,保持清洁,定期消毒。配备专用加盖的废弃口罩收集筒(箱)。市场应当设立集中、规范的密闭垃圾站(房),垃圾全部实行袋装化、桶装化,做到"日产日清"。清运过程中应当采用密闭化运输,不污染道路和周围环境。

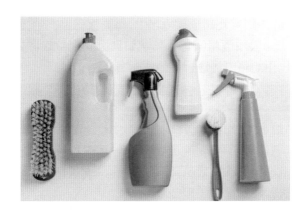

9. 外出回家后外套如何进行消毒

　　日常的外套,回家后直接挂在门口,把外面穿的衣服和家里穿的衣服分开就行,回家后没有必要对外套进行消毒。

　　如去医院探视患者或接触可疑症状的人,需要对外套进行消毒处理。如果衣服耐高温,可选用56℃ 30分钟的物理消毒方法。如果衣服面料不耐高温,可采用化学消毒剂浸泡消毒。用化学消毒剂浸泡消毒时,可选用酚类消毒剂、季铵盐类消毒剂和以84消毒液为代表的含氯消毒剂,一定要按照说明书的剂量来进行操作。

10. 普通家庭如何消毒？孕妇要注意哪些事项

正常的居住环境,如果保证每天开窗通风、空气流通、室内空气比较新鲜、居室清洁卫生等,实际上不需要在家里面频繁地使用消毒剂。

日常生活中用84消毒剂消毒拖把等,是可行的。但应注意,84消毒剂是含氯的,氯是可蒸发的,可以在空气中散发。如果孕妇吸入了过量的含氯消毒剂气体可能导致呼吸道损伤,严重时可能导致中毒。使用消毒剂时一定要认真看说明书,严格按照配比浓度进行使用,不是浓度越高越好。

孕妇如果没有在高危环境当中,每天保持手卫生,经常清洁手,不需要每天用酒精消毒手。孕妇到医院产检或者处于特殊环境,可以用酒精喷洒进行手消毒。

11. 家庭中如何针对餐具进行消毒

物品消毒,能用物理方法就不要用化学消毒剂。56℃ 30分钟的热水就能够杀灭病毒,餐饮具尽量选用物理加温消毒的方式,餐具消毒不但要考虑新型冠状病毒,还要考虑其他抵抗力较强的微生物,建议开水煮10分钟。

12. 日常生活中应该用什么洗手液洗手

平时用流动水(自来水)和肥皂或洗手液即可达到清洁作用。到公共场所活动时,可随身携带免洗手消毒液,接触公共物品后随时用免洗手消毒液对手进行消毒。

13. 怎么洗手才能有防护效果

用抗菌洗手液或肥皂认真清洗双手的各个部位,俗称"七步洗手法"(内外夹弓大立腕),再用流动水冲洗干净。

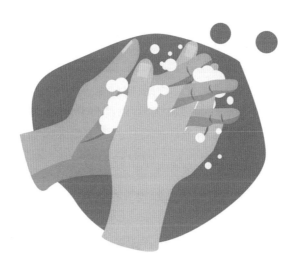

14. 长期使用免洗手消剂对皮肤有什么伤害

大部分免洗手消剂都含有酒精成分,极少数人会对酒精过敏,长期使用可能会造成皮肤干燥。

15. 什么时候需要洗手,一天洗手几次

接触外界的人群和物品、吃东西前、外出回家后、取拆快递、处理完被污染的物品后、拿完钱包和钞票后、使用手机后、手接触身体分泌物后、接触宠物或者家禽后等都是需要洗手的。每天应根据不同的行为和场景转换,多次洗手才能达到清洁和防护的效果。

16. 是否酒精浓度越高消毒作用越强

不是。浓度为 70%~75% 的酒精消毒作用最好,浓度过高消毒作用反而降低甚至无消毒作用。

17. 自驾车从中高风险地区返回后,所使用的车辆该如何进行消毒

途经中高风险地区回来,都要向村委会报告,按要求进行社区健康管理。车辆外部常规洗车,内部打开车窗、车门通风30分钟以上。若是车上搭乘过新冠肺炎患者或疑似患者,在其下车后,应及时做好私家车的终末消毒。私家车终末消毒的范围包括物体表面(座椅、方向盘、车窗、车把手等)、空调系统和呕吐物等,消毒剂建议选择过氧乙酸和二氧化氯等,消毒处理时发动汽车,并打开空调内循环。

18. 家里有了新冠肺炎疑似患者,农村住宅的庭院需要空气消毒吗

农村住宅的庭院属室外环境,不需要开展空气消毒。

19. 家里消毒用什么消毒液,采用什么方法

家庭日常消毒首选物理方法,如暴晒、煮沸、开窗通风等。可选用酒精、碘伏、含氯消毒剂(如84消毒液)、过氧化物消毒剂(如二氧化氯消毒片)。注意:在使用酒精消毒时要注意防火,在使用含氯消毒剂或过氧化氯消毒剂时要注意消毒剂对物体的腐蚀性;使用浓度与方法根据产品说明书进行。

20. 全身喷洒75%酒精或含氯消毒剂能杀死新型冠状病毒吗

可以杀灭新型冠状病毒,但要注意:含氯消毒剂不可以全身喷洒消毒;酒精在喷洒时易引发火灾,且酒精过敏者禁用,因此并不推荐使用。一般情况下,无须进行全身喷洒消毒。

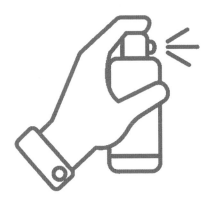

五、疫 苗

1. 现在的新冠肺炎疫苗安全吗

目前国家药监局批准附条件上市的新冠肺炎疫苗是灭活疫苗和腺病毒载体疫苗,接种后安全性良好。疫苗上市前,在国内、国外都进行了大量的动物实验和人体临床试验等研究,疫苗的安全性得到了多次验证。因此,大家可以对疫苗的安全性放心。

2. 哪些人需要接种新冠肺炎疫苗

目前可以接种新冠肺炎疫苗的主要是年龄为 18~75 岁。现阶段优先给以下重点人群接种:平时接触进口冷冻物品的人员、海关口岸边防检查人员、菜市场工作人员、公共交通工作人员、医疗卫生和基层防疫人员、隔离场所工作人员等感染风险比较高的工作人员。另外,需要前往中高风险国家或地区工作、学习的人员现在也能申请接种。

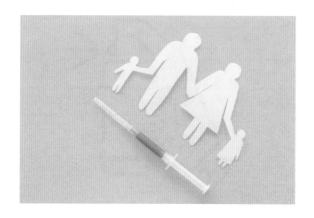

3. 哪些人不能接种新冠肺炎疫苗（接种禁忌证）

以下人员不能接种新冠肺炎疫苗：①对疫苗成分物质过敏者或以前接种同类疫苗时出现过敏者；②既往发生过疫苗严重过敏反应者（如急性过敏反应、血管神经性水肿、呼吸困难等）；③患有严重神经系统疾病者（如横贯性脊髓炎、格林巴利综合征、脱髓鞘疾病等）；④未控制的严重慢性病患者；⑤妊娠期及哺乳期妇女。

4. 以前得过新冠肺炎，还有必要接种吗

如果已经得过新冠肺炎，那么患者康复后体内通常已经产生对抗新型冠状病毒再次感染的免疫力，暂时没有必要再接种新冠肺炎疫苗。

对于没有明确感染新型冠状病毒或患过新冠肺炎，符合接种条件者均可接种疫苗。

5. 市面上的新冠肺炎疫苗都是一样的吗

目前全世界的新冠肺炎疫苗主要有灭活疫苗、核酸疫苗（mRNA 疫苗）、基因重组疫苗、载体疫苗等几种，这几种疫苗

在研发方法、产能等方面有一定的区别,但临床研究数据显示这些疫苗都能起到相应的保护效果。我国灭活疫苗的研发路线进展较快,目前开展接种的有灭活疫苗和腺病毒载体疫苗两种。

6. 普通老百姓去哪里能接种疫苗

因为需要接种的人数较多,疫苗产能和接种服务能力也在不断提升中。我国现在已经开始对 18~75 岁人群进行紧急接种,村(居)民可以到就近的卫生院(社区卫生服务中心)或集中接种点进行疫苗接种。

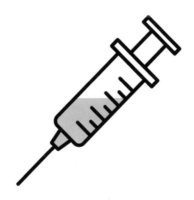

7. 新冠肺炎疫苗一共要打几针?需要付费吗

我国接种的灭活新冠肺炎疫苗,共需要接种两针,一般间隔 14~28 天。腺病毒载体疫苗暂需接种一针。我国居民接种新冠肺炎疫苗是免费的,由国家承担相关费用,包括疫苗费用和接种打针费用。

8. 接种完新冠肺炎疫苗后多久起效,能保持多久

前期新冠病毒灭活疫苗临床试验研究显示,两针疫苗接种

完后两周,就可以产生较好的免疫效果。新冠肺炎疫苗研发的时间还不长,所以现在说这个疫苗最长能够保护多长时间,还不能下定论。一般疫苗接种后,抗体滴度会随时间推移而下降,但会存在一定的免疫记忆,仍可产生一定的保护作用。

9. 接种新冠肺炎疫苗可能出现哪些不适? 出现不适应该怎么办

目前来看,接种新冠肺炎疫苗常见的不良反应与我们接种其他疫苗(如流感疫苗)基本类似。一般反应主要表现为接种部位局部红肿、疼痛等。少数人可能会出现发热、乏力、恶心、头痛、肌肉酸痛等,一般不需处理可自行恢复。极少数可能出现严重不适(如严重过敏),一般出现在接种疫苗后 30 分钟内,因此,我们在接种疫苗后,要观察 30 分钟才能离开,如果出现严重不适,也能够得到最快的救治。

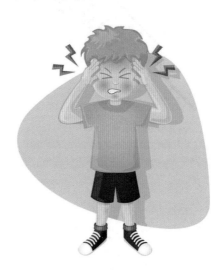

10. 最近打了其他疫苗,还可以打新冠肺炎疫苗吗

可以接种。新冠肺炎疫苗是新疫苗,为了便于识别或区别

可能出现的疫苗不良反应,建议新冠肺炎疫苗和其他疫苗间隔两周以上接种。但是,当因动物致伤、外伤等原因需紧急接种狂犬病疫苗、破伤风疫苗时,应优先接种这两种疫苗,可不考虑与新冠肺炎疫苗的接种间隔。

11. 接种完新冠肺炎疫苗就能不戴口罩了吗

仍需要戴口罩。到目前为止,任何疫苗的保护效果都不能达到100%,少部分人接种完疫苗后,却不能产生保护性抗体,因此仍然容易被病毒感染而发病。另外,疫苗预防感染或无症状携带的效果可能不足,从疾病流行区回来可能携带病毒而传染给他人。因此,接种疫苗后仍需要做好戴口罩、勤洗手、开窗通风、少参加集体活动(如婚丧嫁娶、赶集聚会、打牌洗浴)等个人防护措施。

12. 接种完新冠肺炎疫苗就能永远不得新冠肺炎了吗

不能。首先,任何疫苗的保护效力都不能达到100%,少数人接种后也可能不能产生保护力。另外,接种疫苗产生的保护效力能维持多久,还有待进一步研究。

因此,即使打了新冠肺炎疫苗,距离形成人群免疫屏障还有较长时间,现阶段其他各项防控措施仍然要坚持下去,个人防护措施也不能少。

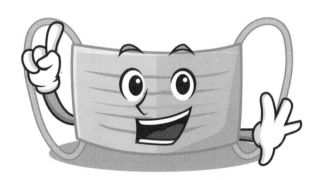

六、卫生相关

1. 疫情期间是否可以进行户外锻炼？需要做哪些防护

可以,但需选择较空旷的户外进行锻炼,尽量不要到人群密集的地方锻炼。外出锻炼时路上需要戴好口罩;锻炼时人与人之间保持 1m 距离;不随地吐痰,打喷嚏或咳嗽时用肘部或纸巾遮住,口鼻分泌物或吐痰用纸巾包好,弃置于垃圾箱内;回家后勤洗手并及时更换衣服。

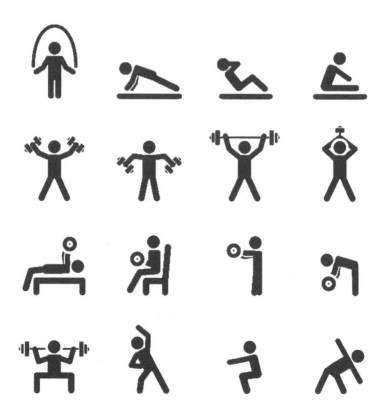

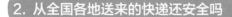

2. 从全国各地送来的快递还安全吗

　　原则上,从各地发出的快递包裹要求经过消毒处理,所以是安全的。但在疫情暴发期间,病毒污染无处不在,应尽量避免收取来自或途经境外和国内中高风险地区的快递。必须收取时可做到以下几点:①佩戴口罩;②与快递员保持1m距离;③用75%的酒精或含氯消毒液喷洒快递外包装后拆快递;④避免将快递外包装带入室内;⑤接触快递后及时洗手;⑥快递外包装按照生活垃圾分类要求及时妥善处理。

3. 生鲜食品会感染新型冠状病毒吗

　　食品上缺少新型冠状病毒赖以繁殖的活的宿主细胞,所以生鲜食品不会感染新型冠状病毒,但有可能被新型冠状病毒污染。污染的途径可能有两个:一是食品包装材料被污染;二是携带新型冠状病毒的食品加工者在操作过程中导致的污染。但在生鲜食品及其外包装上因为缺少新型冠状病毒赖以生存的活的宿主细胞,新型冠状病毒是无法扩增和繁殖的。同时,由于新型冠状病毒低温下存活时间较长,不能排除低温冷藏的生鲜食品和外包装被病毒污染后引起传播的可能。

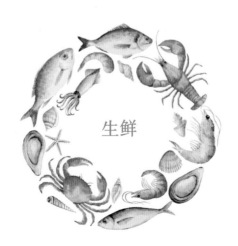

4. 超市内的冷冻食品或国外进口的东西还能吃吗

可以吃。虽然冷冻食品或国外进口食品存在被新型冠状病毒污染的潜在风险,但整体来说是安全的,因为从实际统计数据来看,冷冻食品检出新型冠状病毒核酸阳性的概率很低,而且相关部门对进口冷冻食品的管控非常严格,进口冷冻食品没有核酸检测报告不得上市,并且目前还没有发现因为食用进口冷冻食品而感染新冠肺炎的病例。如果还不放心,建议大家尽量把生鲜食品做熟再吃,因为高温可以使病毒失去活性。

5. 疫情防控期间,慢性病患者是否需要减少去医院配药的次数

是的,需要减少。有证据表明患有高血压、糖尿病等慢性病的患者感染新型冠状病毒后,病情进展相对一般人群更快,严重程度更高,所以应尽量减少到卫生院(室)等高风险场所的暴露机会,避免感染新型冠状病毒。在病情稳定的前提下,可以将每次配药的量增加到 3 个月,这样能够适当减少到医院配药的次数。

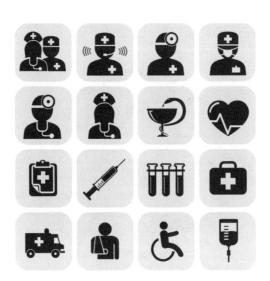

6. 疫情期间是否可以出去旅游

在常态化防控阶段,在做好个人防护措施的情况下可以外出旅游;在疫情暴发时,建议尽量减少外出旅游,尤其是不要到中高风险地区旅游,若必须途经该地区,要充分做好个人防护措施。

七、医学专业咨询

1. 新冠肺炎流行期间,居家如何做好防护工作

保持良好的卫生和健康习惯是预防疾病的重要手段。居家期间应积极利用室内空间,做一些适宜的运动,增强体质和免疫力;每天开窗通风次数不少于 3 次,每次 20~30 分钟;保障睡眠、不熬夜;保持家居、餐具清洁,勤晒衣被;坚持良好的饮食卫生习惯,饮食要均衡。

2. 面对新型冠状病毒,农村居民如何预防

农村居民时刻牢记防疫"三件套":佩戴口罩、保持社交距离、做好个人和环境卫生;牢记"防护五还要":口罩还要戴、社交距离还要留、咳嗽喷嚏还要遮、双手还要经常洗、窗户还要尽量开。继续保持常态化防控意识,除上述几点以外,还应注意食品安全、提高身体免疫、注意家庭卫生、外出进门前洗手、外出衣物阳光下暴晒。这些措施不仅可以防止新冠肺炎的流行,对于预防流感等其他呼吸道传染病也是非常有效的,是保护个人卫生和身心健康非常好的方法。

3. 有发热症状,是否可以自己到药店买感冒药吃

疫情期间出现发热症状应及时就医,才是保护自己和家人的良策。如出现发热、咳嗽、鼻塞、流涕等症状时,建议及时前往就近的发热门诊就诊,前往医院的路上,患者和陪同人员应全程佩戴医用外科口罩,保持手卫生,避免乘坐公共交通工具。儿童患者应尽可能减少陪同家长人数,在医院就诊时遵从发热门诊就诊转诊流程,听从医务人员安排,做好个人防护,并尽量与其他患者保持 1m 以上的距离,避免在人群密集场所停留。

4. 乘坐公共交通工具,如何做好个人防护

全程佩戴口罩,注意手部卫生,乘车后及时用肥皂或洗手液洗手,也可以随身携带免洗洗手液或消毒湿巾清洁手部。切记乘车过程中不要用手触摸口、眼、鼻等。乘车时可佩戴手套避免直接接触扶手等传染风险高的部位。尽量选择刷卡、扫码等无接触方式充值、购票。遵守咳嗽、喷嚏礼仪,打喷嚏时用手肘或纸巾遮掩。不随地吐痰,口鼻分泌物用纸巾包好弃置于垃圾箱内。不要在乘坐过程中进食或饮水,以免增加感染的风险。尽量与他人保持距离。登车时与其他人保持 1m 以上安全距离,避免人群聚集。尽量分散开坐或站立,相互间隔出空间,如果当班车次人多,可以选择等待下一趟车。适当开窗通风,乘坐公交车时尽量开窗,避免密闭空间和长时间空气不流通。及时消毒乘车过程中使用过的物品。如果乘车过程中使用手机等电子产品,下车后可用酒精棉片或者消毒湿巾擦拭。

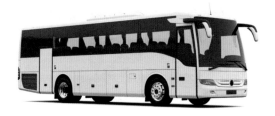

5. 额温计测体温准不准

在使用方法正确的前提下,额温计测体温是准确的。但应该注意极寒或炎热情况下室外的使用,会影响准确度。正常工作环境一般为 16~35℃。

6. 如何区别新冠肺炎和普通感冒症状

普通人群难以区别,需要及时到医疗卫生机构找专业的医务人员来鉴别,千万不要自己买点药吃或者是拖着不就诊,这样不仅延误疾病的诊治,还有可能增加自己感染并感染他人的风险。专业人员区分新冠肺炎和普通感冒,需要依靠临床表现、血液检查、胸部 CT 检查和新型冠状病毒核酸检测等一系列过程,普通人群并不具备这些知识和检查手段。

7. 发热后为什么不能自行在药店购买退热药

发热的原因多种多样,治疗的手段也千差万别,有些呼吸系统疾病(如普通感冒)的症状和新冠肺炎症状也比较相似,非专业医生很难区别,自行购买服用退热药万一掩盖病情,很容易导致诊治延误并可能造成疫情的扩散与暴发。

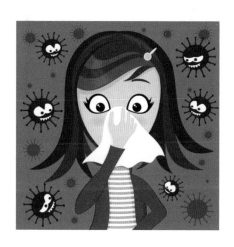

8. 孕妇有发热症状,该怎么办

孕妇出现发热症状,应该尽快到当地医院发热门诊就诊。

9. 疫情防控期间孕妇应常规进行产前检查吗

没有可疑症状,也没有新冠肺炎相关流行病学史的孕妇应该按照既定程序进行产前检查,但要做好个人防护。孕妇如出现发热、乏力、干咳、鼻塞、流涕、咽痛、腹泻等可疑症状,且本人14天内有疫情高发区旅居史或与确诊、疑似患者有密切接触等新冠肺炎相关流行病学史,应去设有发热门诊的指定医疗机构尽快就诊;如出现上述可疑症状,但无新冠肺炎相关流行病史,也应尽快到当地医院发热门诊就诊。如果无可疑症状,但有新冠肺炎相关流行病学史,应按照有关规定进行集中或居家隔离。

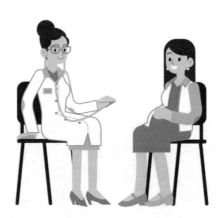

10. 为什么新型冠状病毒传染性强?需要多久才能把病毒控制住

新型冠状病毒是一种经呼吸道传染的病毒,既可经感染者的呼吸道飞沫传播,还可通过手接触被感染者呼吸道飞沫污染的物品而感染,特别容易在人与人之间传播。

新型冠状病毒是一个新出现的病毒,人们对它普遍易感,只有当全世界的人们普遍接种疫苗或经过普遍感染,形成了人群免疫屏障后,才能最终控制住疾病的流行。在疫苗还没有被广泛应用的情况下,主要依靠戴口罩、勤洗手、保持人际距离、减少聚集及隔离患者等措施预防疾病的发生和流行。

八、口罩防护

1. 一次性使用普通医用口罩可以在公共场所使用吗

乘坐交通工具或到公共场所,佩戴在正规商家购买的一次性使用普通医用口罩是可以的,能够起到较好的保护作用。

2. 户外活动需要戴口罩吗

在户外活动时可不佩戴口罩,但是建议随身备用一次性使用医用口罩或医用外科口罩,当与他人有近距离接触时(1m以内),需佩戴口罩。

3. 在网上购买的口罩,能保证其防护效果吗

不能一概而论,网上购买口罩不仅看商家的信誉和评价,更重要的是查验口罩生产销售合法证照。建议网上买口罩,最好在正规平台自营渠道购买证件齐全的口罩,或者去正规药店购买合格品牌的口罩。

4. 推荐的口罩类型有哪些？有哪些防护效果

（1）一次性使用医用口罩：防护效果低于医用外科口罩和医用防护口罩，可用于普通群众在非人员密集的公共场所的一次性防护。

（2）医用外科口罩：防护效果优于一次性使用医用口罩，推荐疑似病例、公共交通司乘人员、出租车司机、环卫工人、公共场所服务人员等在岗期间佩戴。

（3）KN95/N95 及以上颗粒物防护口罩：防护效果优于上述两种口罩，推荐进行现场调查、采样和检测的人员使用，普通群众在人员高度密集场所或密闭公共场所也可佩戴。

5. 外出是否需要多戴几层口罩提高防护作用

在一般环境下，只要正确佩戴合格的医用口罩，一个就能达到防护效果。多个叠戴会增加通气阻力和佩戴的不适感，可能会造成呼吸不畅。

6. 如何正确佩戴口罩？一次性口罩的有效使用时间

一次性口罩一般是用两层无纺布、一层熔喷布面料制作，里面颜色较浅，外面颜色较深，鼻梁处采用环保型全塑条，不含任何金属，佩戴透气，能在一定程度上预防呼吸道感染。佩戴口罩之前，清洗面部，保持个人卫生清洁。将颜色较浅的一面贴合面部，将有塑胶条的一侧贴近鼻梁上方。调整口罩，使口罩覆盖眼部以下的整个面部，包括下颌。调整好后，双手捂盖面部中指挤压塑胶条，使塑胶条贴紧鼻梁。普通医用口罩一次佩戴 4 小时需要更换，如果没有去过高危场所，可适当延长时间，最好不要超过 8 小时，原则上当口罩出现破损、变形、打湿等异常情况时，应该立即更换口罩。

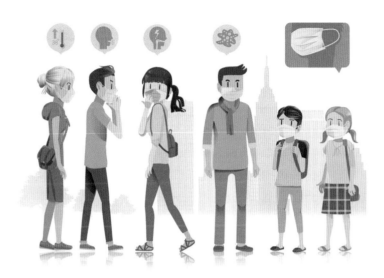

7. 哪些场所和人群，一定要佩戴口罩

医务人员开展工作时应当佩戴口罩；进行现场调查、采样和检测的人员在开展调查、采样及检测等工作时应当佩戴口罩；住院病例、陪同陪护、探视人员前往医院时应佩戴口罩；有发热或患呼吸道感染疾病的患者及其接触人员居家或外出时应当佩戴口罩；到农贸集市、村居委及文化活动中心、学校、教堂等人群密集或者密闭场所时应当佩戴口罩；上述人群密集或者密闭场所的工作人员应当佩戴口罩；从事与疫情相关的行政管理、警察、保安、快递等从业人员应当佩戴口罩。

8. 戴不戴口罩的传染性差别

新冠肺炎感染者和健康人距离 1m 之内，且都不戴口罩，健康人的感染概率是 90%；如果健康人戴了口罩，则感染概率为 30%；如果感染者戴了口罩，而健康人没戴，则感染概率为 5%；如果双方都戴口罩，则感染概率为 1.5%；如果双方都戴口罩，且距离 1.8m 以上，则感染概率几乎为零。

9. 废弃口罩如何处理

健康人群佩戴口罩时间超过 4 小时,会被分泌物弄湿或者弄脏,防护性能下降,建议更换。口罩被污染应立即更换。医护人员使用的口罩,离开风险区域应及时安全脱卸并按医疗废物处理。脱卸口罩后应立即洗手。

普通群众使用后的口罩处理要分几种情况:

(1)在医疗机构时,应将废弃口罩直接投入医疗废物垃圾袋中,作为医疗废物收集处置。

(2)对于日常使用过的废弃口罩,按照生活垃圾分类的要求,可以直接丢入"其他垃圾"桶,严禁回收及分拣。并注意做好垃圾盛装容器的清洁和消毒工作,可用有效氯 500mg/L 的含氯消毒剂定期对其进行消毒处理。

(3)对存在发热、咳嗽、咳痰、打喷嚏症状的人,或接触过此类人群的人,可将废弃口罩丢入垃圾袋,再使用 5% 的 84 消毒液按照 1∶99 配比后,洒至口罩上进行处理。如无消毒液可使用密封袋或保鲜袋,将废弃口罩密封后丢入"其他垃圾"桶。

(4)对于疑似患者及其护理人员,应在就诊或接受调查处置时,将使用过的口罩作为感染性医疗废物进行分类收集处置,并严格按照医疗废物的有关规定,进行规范处置。

第二篇
法规篇

一、新冠肺炎疫情防控相关法律常识

1. 新冠肺炎疫情防控涉及法律法规吗

涉及。主要涉及以下法律法规:《中华人民共和国传染病防治法》《中华人民共和国突发事件应对法》《中华人民共和国疫苗管理法》《中华人民共和国治安管理处罚法》《中华人民共和国刑法》《中华人民共和国基本医疗卫生与健康促进法》《中华人民共和国传染病防治法实施办法》《突发公共卫生事件应急条例》。

2. 对传染病分类国家法律是如何规定的? 新冠肺炎在法律中属于哪一类

《中华人民共和国传染病防治法》(以下简称《传染病防治法》)第三条规定:传染病分为甲、乙、丙三类。第四条规定:"乙类传染病中传染性非典型肺炎、炭疽中的肺炭疽和人感染高致病性禽流感属于乙类传染病采取甲类传染病的预防、控制措施。"

2020 年 1 月 20 日,国家卫生健康委员会经国务院批准发布公告,将新型冠状病毒感染的肺炎纳入《传染病防治法》规定的乙类传染病,并采取甲类传染病的预防、控制措施。

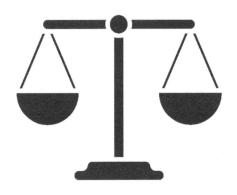

3. 对新冠肺炎疫情信息的发布有何法律规定

《传染病防治法》第三十八条规定:"国家建立传染病疫情信息公布制度。国务院卫生行政部门定期公布全国传染病疫情信息。省、自治区、直辖市人民政府卫生行政部门定期公布本行政区域的传染病疫情信息。传染病暴发、流行时,国务院卫生行政部门负责向社会公布传染病疫情信息,并可以授权省、自治区、直辖市人民政府卫生行政部门向社会公布本行政区域的传染病疫情信息。公布传染病疫情信息应当及时、准确。"

4. 对于居民接种疫苗,法律上是如何规定的

《中华人民共和国传染病防治法实施办法》第十一条规定:"国家实行有计划的预防接种制度。中华人民共和国境内的任何人均应按照有关规定接受预防接种。各省、自治区、直辖市政府卫生行政部门可以根据当地传染病的流行情况,增加预防接种项目。"《中华人民共和国基本医疗卫生与健康促进法》第二十一条规定:"居民有依法接种免疫规划疫苗的权利和义务。"

5. 在新冠肺炎疫情暴发、流行地区,地方政府可以采取限制或停止集市等措施吗

《传染病防治法》第四十二条规定:"传染病暴发、流行时,县级以上地方人民政府应当立即组织力量,按照预防、控制预案进行防治,切断传染病的传播途径,必要时,报经上一级人民政府决定,可以采取下列紧急措施并予以公告:

(1)限制或者停止集市、影剧院演出或者其他人群聚集的活动;

(2)停工、停业、停课;

(3)封闭或者封存被传染病病原体污染的公共饮用水源、食品以及相关物品;

(4)控制或者捕杀染疫野生动物、家畜家禽;

(5)封闭可能造成传染病扩散的场所。

上级人民政府接到下级人民政府关于采取前款所列紧急措施的报告时,应当即时做出决定。紧急措施的解除,由原决定机关决定并宣布。"

二、新冠肺炎疫情防控中机构的权利与义务

1. 疾病预防控制机构、医疗机构有权对新冠肺炎疫情采取相关的预防、控制措施吗

《传染病防治法》第十二条规定:"在中华人民共和国领域内的一切单位和个人,必须接受疾病预防控制机构、医疗机构有关传染病的调查、检验、采集样本、隔离治疗等预防、控制措施,如实提供有关情况。"

2. 新冠肺炎暴发、流行时，村（居）委会有协助疫情防控的义务吗

《突发公共卫生事件应急条例》第四十条规定："传染病暴发、流行时，街道、乡镇以及居民委员会、村民委员会应当组织力量，团结协作，群防群治，协助卫生行政主管部门和其他有关部门、医疗卫生机构做好疫情信息的收集和报告、人员的分散隔离、公共卫生措施的落实工作，向居民、村民宣传传染病防治的相关知识。"

3. 新冠肺炎疫情防控中，对卫生院、卫生室有法律要求吗

《传染病防治法》第五十二条规定："医疗机构应当实行传染病预检、分诊制度；对传染病病人、疑似传染病病人，应当引导至相对隔离的分诊点进行初诊。医疗机构不具备相应救治能力的，应当将患者及其病历记录复印件一并转至具备相应救治能力的医疗机构。"

4. 村（居）委会是否需要开展新冠肺炎应急知识的宣传和演练

《中华人民共和国突发事件应对法》第二十九条规定："居民委员会、村民委员会、企业事业单位应当根据所在地人民政府的要求，结合各自的实际情况，开展有关突发事件应急知识的宣传普及活动和必要的应急演练。"

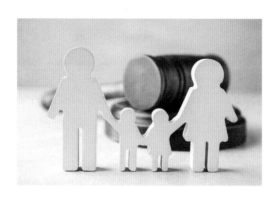

三、新冠肺炎疫情防控中居民的权利与义务

1. 居民有义务参与新冠肺炎疫情防控工作吗

《中华人民共和国突发事件应对法》第十一条规定:"公民、法人和其他组织有义务参与突发事件应对工作。"第五十七条规定:"突发事件发生地的公民应当服从人民政府、居民委员会、村民委员会或者所属单位的指挥和安排,配合人民政府采取的应急处置措施,积极参加应急救援工作,协助维护社会秩序。"

2. 对确诊或疑似患新冠肺炎的居民的医疗救治,有何法律规定

《传染病防治法》第十六条规定:"国家和社会应当关心、帮助传染病病人、病原携带者和疑似传染病病人,使其得到及时救治。"第五十二条规定:"医疗机构应当对传染病病人或者疑似传染病病人提供医疗救护、现场救援和接诊治疗,书写病历记录以及其他有关资料,并妥善保管。"《传染病防治法》第十六条规定:"任何单位和个人不得歧视传染病病人、病原携带者和疑似传染病病人。"

3. 对因新冠肺炎疫情被隔离的居民的生活保障有何法律规定

《传染病防治法》第四十一条规定:"在隔离期间,实施隔离措施的人民政府应当对被隔离人员提供生活保障;被隔离人员有工作单位的,所在单位不得停止支付其隔离期间的工作报酬。"

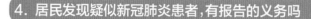

4. 居民发现疑似新冠肺炎患者，有报告的义务吗

　　《传染病防治法》第三十一条规定："任何单位和个人发现传染病病人或者疑似传染病病人时，应当及时向附近的疾病预防控制机构或者医疗机构报告。"

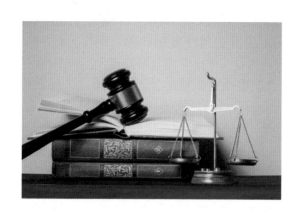

四、防疫过程中违反规定应承担的法律责任

1. 不配合有关部门调查、采样等新冠肺炎疫情防控工作的单位或个人会承担法律责任吗

　　《突发公共卫生事件应急条例》第三十六规定："国务院卫生行政主管部门或者其他有关部门指定的专业技术机构，有权进入突发事件现场进行调查、采样、技术分析和检验，对地方突发事件的应急处理工作进行技术指导，有关单位和个人应当予以配合；任何单位和个人不得以任何理由予以拒绝。"

　　第五十一条规定："拒绝国务院卫生行政主管部门或者其他有关部门指定的专业技术机构进入突发事件现场，或者不配合调查、采样、技术分析和检验的,对有关责任人员依法给予行政处分或者纪律处分;触犯《中华人民共和国治安管理处罚法》,构成违反治安管理行为的,由公安机关依法予以处罚;构成犯罪的,依法追究刑事责任。"

2. 新冠肺炎患者或疑似患者,拒绝隔离治疗会被采取强制措施吗

《传染病防治法》第三十九条规定"拒绝隔离治疗或者隔离期未满擅自脱离隔离治疗的,可以由公安机关协助医疗机构采取强制隔离治疗措施。"

3. 故意编造、传播虚假新冠肺炎疫情信息,会承担法律责任吗

《中华人民共和国治安管理处罚法》(以下简称《治安管理处罚法》)第二十五条规定散布谣言,谎报险情、疫情、警情或者以其他方法故意扰乱公共秩序的处五日以上十日以下拘留,可以并处五百元以下罚款;情节较轻的,处五日以下拘留或者五百元以下罚款。

《中华人民共和国刑法》第二百九十一条规定:"投放虚假的爆炸性、毒害性、放射性、传染病病原体等物质,或者编造爆炸威胁、生化威胁、放射威胁等恐怖信息,或者明知是编造的恐怖信息而故意传播,严重扰乱社会秩序的,处五年以下有期徒刑、拘役或者管制;造成严重后果的,处五年以上有期徒刑。

编造虚假的险情、疫情、灾情、警情,在信息网络或者其他媒体上传播,或者明知是上述虚假信息,故意在信息网络或者其他媒体上传播,严重扰乱社会秩序的,处三年以下有期徒刑、拘役或者管制;造成严重后果的,处三年以上七年以下有期徒刑。"

4. 在新冠肺炎疫情防控期间,哄抬物价,扰乱社会秩序,会承担法律责任吗

《突发公共卫生事件应急条例》第五十二条规定:"在突发事件发生期间,散布谣言、哄抬物价、欺骗消费者,扰乱社会秩

序、市场秩序的,由公安机关或者工商行政管理部门依法给予行政处罚;构成犯罪的,依法追究刑事责任。"

5. 被新型冠状病毒污染的物品丢失,知情者不报告会承担法律责任吗

《治安管理处罚法》第三十一条规定:"爆炸性、毒害性、放射性、腐蚀性物质或者传染病病原体等危险物质被盗、被抢或者丢失,未按规定报告的,处五日以下拘留;故意隐瞒不报的,处五日以上十日以下拘留。"

6. 阻碍运送新冠肺炎患者的救护车,会承担法律责任吗

《治安管理处罚法》第五十条规定:"阻碍执行紧急任务的消防车、救护车、工程抢险车、警车等车辆通行的"处"警告或者二百元以下罚款;情节严重的,处五日以上十日以下拘留,可以并处五百元以下罚款"。

第三篇

居民篇

一、居家饮食与环境卫生

1. 疫情期间为什么要做好农村房前屋后的环境卫生

无论是平时还是疫情防控期间，都应搞好环境卫生。干净整洁的人居环境，既可减少病菌的滋生和疾病传播条件，也可给居民带来身心的愉悦。

2. 疫情期间如何做好农村房前屋后的环境卫生

（1）积极组织村级保洁员和环卫工人开展环境卫生大整治。

（2）加强环卫工人的防护工作。对环卫工人加强防疫知识宣传，要求大家做好自身防护、戴口罩、勤洗手、不聚集，切实维护自身健康，并对防护遵守情况进行不间断检查。

（3）加大重点部位消杀力度。积极加大镇域和各村社区常态化保洁力度，对主干街道、背街小巷、农村房前屋后、村社道路、河道垃圾进行清理，彻底消除环境卫生死角，坚决做到日产日清、集中清运；每天按标准配制消毒液，对垃圾桶、垃圾转运车辆及菜市场等公共区域进行定时消杀，并做好消杀记录。

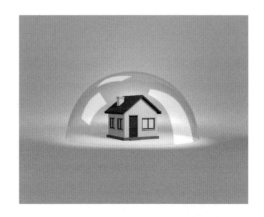

3. 疫情下,农村厕所如何管护

(1)农村厕所"日扫日清"。加强农村厕所日常管护,农村公厕、户厕每日均要及时打扫,确保环境卫生清洁。引导农民群众及时清扫自家厕所,坚持"日扫日清",做到地面不见存水、便器不见残粪。农村公厕要落实每日清扫和管理的责任人,做到日清扫、日巡检。

(2)对农村厕所和粪池实施消毒管理。引导农户做好居家消毒和储粪池(坑)周边环境消毒,对患者尿液、粪便及手纸进行消毒。居家消毒和储粪池(坑)周边环境消毒可用84消毒液;有患者或疑似患者的农户,厕所要专户专用,使用的便器、手盆等可用84消毒液消毒后,用水冲洗干净再使用;患者及疑似患者的尿液和粪便,要单独收集后加入漂白粉、生石灰等覆盖消毒,静置2小时后再倒入厕所;患者及疑似患者的手纸要密封包装、集中收集后挖坑深埋并覆盖生石灰处理;纸篓可用84消毒液消毒后再使用。使用旱厕的农户,要及时用土覆盖粪便。

(3)引导农村居民文明卫生如厕。引导农村居民养成如厕后勤洗手的良好卫生习惯,农村公厕、户厕要勤通风。引导农户在疫情防控期间尽量少用或不用公厕,尽量不共用、混用户厕;到公厕如厕要佩戴口罩。

(4)做好粪池清掏、储运的卫生安全防护。疫情防控期间尽量少清掏和转运厕所粪污,如必须清掏,需做好清掏人员防护和粪污密封,防止粪污泄漏,并对可能污染的场所、设备设施进行消毒。有患者及疑似患者的农户,厕所要专户专用,其使用公厕和户厕的化粪池(坑)要密封,设置警示标牌,禁止人员靠近。农村厕所发生泄漏或降雨引发外溢时,要及时用漂白粉、生石灰覆盖外溢粪液。

(5)加强厕所粪水农业利用的卫生风险和环境风险管控。疫情防控期间产生的粪水不得用于蔬菜施肥等农作物生产活动。疫情防控应急响应解除后,不得随意倾倒或直接排放粪污,未经处理或处理后达不到无害化要求的粪污不得还田。

(6)如果家中没有新冠肺炎确诊患者、无症状感染者或者密切接触者,不需要对卫生间进行特殊消毒,做好一般的卫生清洁即可。如家里有密切接触者,密切接触者最好单独使用卫生间,如没有条件,每天要用含氯消毒剂,比如84消毒液清洁厕所,并且用消毒液擦拭马桶的按钮、垫圈、内部以及厕所的门把手这些比较容易接触到的部位。

4. 疫情期间如何确保饮食安全

(1)要勤洗手,不洗手不要进食。在疫情防控期,洗手与戴口罩一样都是非常重要的个人防护手段,勤洗手也是保障食品安全的重要措施。应当用流动水、肥皂、洗手液等勤洗手,包括外出购物或接外卖后,尤其在处理生的和熟的食物之间和其后必须洗手,饭前必洗手。

(2)要生熟分开烧熟煮透,少食生冷食品。生熟分开和烧熟煮透是预防食源性疾病最重要的措施。加工和盛放生的肉、水产品和蔬菜的砧板、刀具、盆、盘、碗等器具要与熟食的分开,使用完后要及时清洗消毒。疫情防控期间,应尽量少吃或不吃凉菜、生的水产,购买的酱卤肉等散装食品和剩菜剩饭最好热透再吃。

(3)不要接触活畜禽,要管好伴侣动物。坚决抵制食用野生动物,降低传染病风险。野生动物及家畜家禽可能携带人畜共患病原体,尽量避免接触活体,不自己宰杀畜禽。购买生鲜畜禽产品,建议选择冷鲜或冷冻的。此外,伴侣动物(如猫、狗)应注意防止其进入厨房和食物储存区域。

(4)尽量不要囤积食物,要预防食物腐败变质。米面粮油、果蔬、肉蛋奶等各类生活物资市场供应充足、稳定,无须大量囤积。如因个人原因有需要,可适量储备适宜长期保存的预包装方便食品、罐头食品、速冻食品、冷冻肉类等。建议食品储存在阴凉通风处并经常检查,防虫、防潮、防霉。

(5)疫情期间尽量避免走亲戚或大家庭聚集就餐。建议大家尽量少聚餐,如果聚餐也应当控制人数,座位保持一定距离并使用公筷分餐。在办公场所、食堂等环境下,也应避免聚集就餐。避免走村串户、走亲访友、举行大家庭聚餐。

(6)要合理饮食和适度运动,不要盲目进补。健康的体魄是抵御疾病的基础,合理饮食,但不要盲目进补。应当规律作息,要保证充足的睡眠时间。可采取室内无器械的活动,如果去室外运动,注意保持社交距离。不要轻信宣称可预防新型冠状病毒的食物这种谣言,在遵循《中国居民膳食指南》建议的同时,保证充足的新鲜果蔬和优质蛋白的摄入。

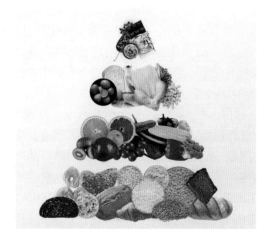

二、防疫物品

1. 个人常用的防疫物品有哪些

一次性使用医用口罩(或医用外科口罩)、75%酒精(随身装的凝胶或者棉片)、手套、纸巾、简易面罩、防护服(雨衣、雨鞋)等。

2. 家中应急物品储备有哪些

水银体温计(电子体温枪)、洗手液、84消毒液、75%酒精、消毒门垫、医用外科口罩、帽子、鞋套、防护服、黄色垃圾袋、食物、干净的水、广谱抗生素。

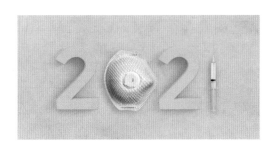

三、邻里相处

1. 疫情期间还能举办结婚、祝寿、满月等喜庆事宜吗

疫情暴发时倡导取消或延期举办结婚、祝寿、满月等喜庆事宜。在新冠肺炎疫情全球大流行形势还没有得到根本扭转的情况下,即便本地没有出现疫情,也要尽量减少此类活动。如果举办,也要尽量简化程序,要做好佩戴口罩等基本防护措施,按照

当地要求做好查验健康码进入餐饮等场所工作,并注意控制好人数,最好实施分餐制和使用公筷,合理设置餐桌间距,防止人员聚集发生交叉感染。

2. 疫情期间,举办丧事要注意什么

提倡丧事一切从简、从快,控制参加人员数量,尽量不举行遗体告别仪式、不搞集中悼念,减少近距离接触人群时间,严禁有流感样症状的人员参加,参加人员全程佩戴口罩。鼓励通过网络祭扫、小规模家庭追思等新型方式祭奠和缅怀先人。

3. 疫情期间,还能探亲访友、聚会聊天吗

本地发生疫情时,尽量避免或减少串亲访友,提倡通过电话、视频等方式交流感情。

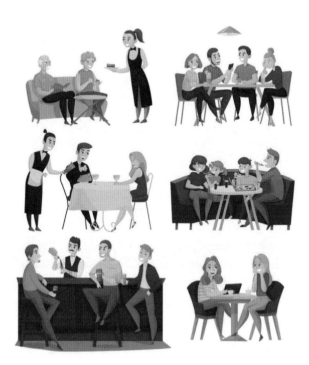

4. 赶集购物时如何做好防护

本地发生疫情时,尽可能不去集市等购物场所。疫情得到控制的情况下,进入集市等购物场所要佩戴口罩,主动出示健康码,配合工作人员测量体温,与他人保持一米线安全距离,不购买野生动物和来源不明的冷链食品,接触进口冷链食品时佩戴一次性手套。倡导使用非接触式付款。

5. 赶集买回的东西需要消毒吗

不需要。赶集回家后,立即洗手就可以。因为手接触到被新型冠状病毒污染的物品后,如果再接触眼、口、鼻等,可能会发生间接接触传播。

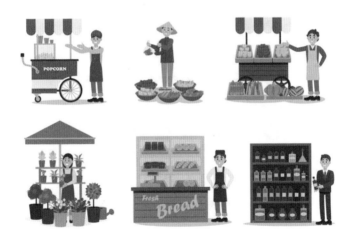

四、田间务农

1. 如何有序开展田间务农

在发生疫情的村子,由防控指挥部做好风险评估,在确保能防控、不扩散的前提下,组织有保护措施的农民开展农业生产。无疫情的乡镇,按照疫情常态化防控的相关要求,正常开展生产活动。

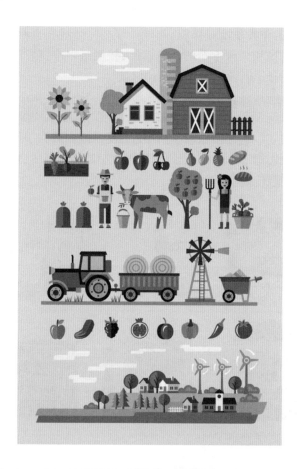

2. 集体田间劳作如何做好防护

合理安排劳作,尽量减少外出或降低与他人集体劳动时间。集体劳动时,与他人保持 1m 以上距离。进行集体农业生产时应错峰有序下地,尽量分散在开阔通风的地方劳动。集体劳动结束后应对劳动工具及设施设备清洁消毒。在集体劳动的地方应有洗手设施和洗手剂,完工后及时进行手卫生。集体劳动用餐应实行分散、分餐制,注意饮食安全,及时对餐饮具清洁消毒,饮食前后要洗手。在进行集体农业生产时应全员开展每日健康监测,出现异常健康状况及时就医。雇请外地务工人员或委托外地人员收购、装运农副产品前,应详细了解其是否是中高风险地区人员及是否有中高风险地区旅行史,履行查证、验健康码、测温、登记等手续。

3. 田间劳作是否需要戴口罩

出门去田间劳作时拿好口罩,不要约别人一起上地劳动,路上遇到人也不要驻足聊天。在经过有人的地方或者是居民聚居地时必须戴好口罩,在空旷无人的田野中,可以不戴。

五、出行务工

1. 出行时都要做好哪些防护

本地发生疫情时,应按当地政府对人员流动管控的要求,尽量避免出行。必须外出时,应佩戴口罩,与他人保持 1m 距离,注意咳嗽礼仪,减少接触公共物品,避免用手接触眼、口、鼻,常洗手,自备手消毒物品。

2. 如何选择交通工具

本地发生疫情时,尽量选择私家车或包车出行,车上人员佩戴口罩,减少交谈,尽量开窗通风,注意咳嗽礼仪。疫情常态化情况下,乘坐大巴、火车、飞机等公共交通工具出行时,要全程佩戴口罩,进出站时主动出示健康码,配合工作人员测量体温,与他人保持 1m 间距,注意咳嗽礼仪,减少走动和交谈。减少接触公共物品,避免用手接触眼、口、鼻,常洗手,自备手消毒物品。

记住乘坐的车号、车次或航班号,留意社会公布的同乘者患病信息,如乘坐交通工具中有确诊者,应及时根据居住地要求做好集中或居家隔离。

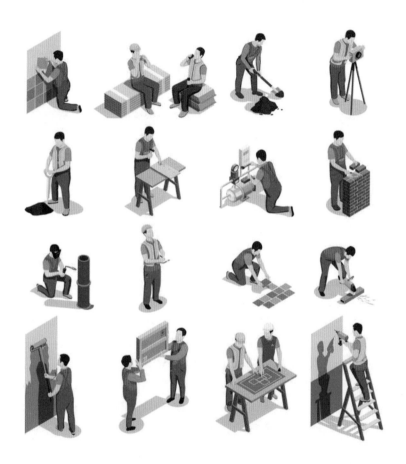

3. 低风险地区复工或返乡时,需提供哪些证明

如果未接触过患者、阳性冷链食品或物品,没有相关症状,可以按照复工地或返乡地的规定,持健康码绿码前往复工地或

返乡。如果接触过患者、阳性冷链食品或物品,或者有相关症状,立即报告单位和所在村(居)委会,并居家隔离。如需就诊,应佩戴口罩,乘坐私家车或 120 转运车前往发热门诊就诊。具体复工或返乡时间,由当地疫情防控部门决定。

4. 中高风险地区复工或返乡时,需提供哪些证明

如果未接触过患者、阳性冷链食品或物品,没有相关症状,提前向复工地或返乡地报告,按照当地规定进行居家健康管理 14 天。如果接触过患者、阳性冷链食品或物品,或者有相关症状,立即报告单位和所在村(居)委会,并居家隔离,如需就诊,应佩戴口罩,乘坐私家车或 120 转运车前往发热门诊就诊。具体复工或返乡时间,由当地疫情防控部门决定。

六、就医指导

1. 村民有发热的症状在家中如何处理

疫情期间有发热症状的村民应注意自身健康状况,尤其伴随有乏力、胸闷、呼吸困难、呕吐、腹泻症状的,应及时向村委会和村卫生室上报,发热村民在家佩戴好一次性医用口罩,避免与家人接触,单人单间单独就餐,等待村委会协调就近转诊至发热门诊(诊室)就诊。

2. 疫情期间村民该如何就医

为最大限度降低新型冠状病毒传播风险,避免交叉感染,普通门诊就诊前,尽量通过微信或电话预约挂号,并按预约时间段准时就诊,减少排队和人员聚集。轻症患者原则上不陪同就诊;病情较重确需陪同的患者,原则上由 1 名人员陪同;就诊的患者及家属必须全程佩戴口罩和注意手卫生。积极配合医院入口预检分诊处进行体温测量和流行病学史筛查,

进入院区后服从现场工作人员指挥,有序就诊。就诊期间做到戴口罩、保距离、少触碰、勤洗手、遮口鼻、走楼梯、不聚集。出现发热、干咳、乏力等症状时,到就近医疗机构的发热门诊就医,不要去诊所、药店自行购药处理。

3. 疫情期间乡村医生能帮咱们哪些忙

乡村医生是农民朋友身边的医生,除了日常的看病和健康咨询外,在疫情期间,还可以开展疫情防控宣教,对重点人群进行追踪。当发现疑似或确诊患者时,乡村医生协助进行患者密切接触者的排查、追踪与转诊,开展疑似或确诊患者家庭环境消杀,并将疑似或确诊患者纳入社区管理。

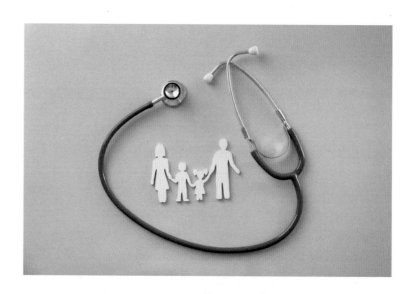

4. 哪些疾病应该首选去村卫生室就诊

病情稳定的慢性病,如高血压、糖尿病等,进行简单的血压监测、血糖监测和配药等诊疗活动;一些小的创口和外伤,需要简单包扎处理的情况。出现身体不适,可以先咨询村卫生室的乡村医生,在其指导下就诊或针对性地转诊。

5. 出院的新冠肺炎患者该怎样配合乡村医生工作

(1)健康监测:做好出院患者居家隔离观察健康监测(解除集中隔离后 4 周内),乡村医生每天对其体温、呼吸道症状和身体其他不适状况进行监测,如发现发热或其他疑似症状,应立即向村委会报告,由村委会按照当地防控措施要求对患者进行妥善处置。

(2)出院复诊:对出院患者(出院后第 4 周)预约其进行健康复诊,如有异常应立即向村委会报告。

(3)定期随访:对出院患者(解除集中隔离康复后半年内),应每月对其进行一次面对面健康随访。

6. 农村的网络医疗有哪些形式

在农村达到网络全覆盖的情况下医患沟通之间的网络医疗形式有电视媒体、电话、微信、微信公众号、微信小程序、APP等。村卫生室和上级医疗机构之间的网络医疗形式有"互联网＋远程医疗"等。

7. 村民如何运用网络医疗

村民在疫情防控的特殊时期,可通过以下方式寻求帮助:出现非发热等一般症状时,电话或微信咨询乡村医生,也可通过网络平台问诊。出现发热等症状时,拨打村委会和村卫生室电话上报个人信息,做好个人防护等待进一步转诊。出现急危重症时,第一时间拨打急救电话,再上报村委会协调社区防控绿色通道。

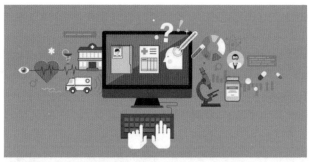

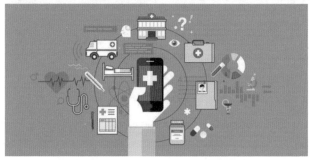

七、乡村封闭管理

1. 什么是乡村封闭管理

乡村封闭管理就是以行政村(自然村、组)、社区为管理单位,用隔离体(隔离栏、水马等)将其与外界分开,仅设置必要的出入口,由相关管理人员在管理范围内对进出村组、社区的人员、车辆等流动性因素进行控制管理,关闭村内的文化、娱乐等聚集性场所,减少居民在村内聚集、串门等,并为居民提供衣、食、住、行、用等方面的服务。

2. 为什么要进行乡村封闭管理

为了有效防止、阻断新冠肺炎病毒的传播和蔓延,最大限度减少病毒感染、疫情传播。实践证明,在疫情比较严重的时期,在一定区域实施严格的乡村封闭管理是快速阻断新冠肺炎病毒传播的有效手段。

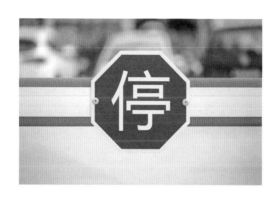

3. 疫情期间,乡村封闭管理还包含哪些疫情防控具体措施或要求

每个自然村原则上只设立 1 个进村路口,其余路口设置路障,外来人员不得进入。卡口由保安、辅警、社区工作人员 24 小时执勤,查证、扫码、测温、登记合格方可进村。行政村(社区)组建由村干部、党员、村医、片警、志愿者等人员组成的防控工作队伍,实行行政村、自然村、户逐级承包,落实包村、包组、包户、包人网格化管理,并开展排查、巡逻、报告、隔离、转运等工作。封闭期间实行农村生活区和农业生产区分离管理,非农业生产人员全部居家封闭管理,农业生产人员在封闭场所从事生产劳动时,严格落实戴口罩、不聚集、勤洗手、勤通风等防疫要求。关闭除蔬菜店、粮油店、副食品店、药店以外的营业场所,红事缓办、白事简办,不得聚餐、聚集、聚会,并报乡镇备案。由村干部和志愿者提供蔬菜、粮食、副食品、一般药品等生活物资配送和垃圾清运等生活服务,并通过热线电话、QQ 群、微信群承接任务,答疑解惑;对孕产妇、儿童及患有慢性病、严重精神障碍、残疾等特殊就医需求者,开展药品代购、送诊、急诊等医疗服务。

规范处理生活垃圾。废弃口罩用垃圾桶、塑料袋密封回收,集中无害化处理,其他生活垃圾按分类处置要求处理,并落实日常消毒措施。开展防疫科普宣传。充分利用乡村大喇叭、微信群、标语条幅等各种宣传载体,大力宣传普及疫情防控措施和科学防控知识,提高村民的疫情防控意识;组织包户干部通过电话、微信等途径联络群众,积极做好教育引导和心理疏导工作。

4. 作为村民如何配合乡村封闭管理

村民应主动配合村委会的健康管理排查等工作,做好自我健康管理,主动申报危险暴露因素和生活轨迹,每日测量体温症状,出现发热、咳嗽、气促等症状及其他不适时及时向村委会报告,并遵循疫情防控相关规定。从境外和中高风险地区返回的人员应主动向村委会报备,并落实集中和居家隔离医学观察(隔离期限以各地防疫指挥部适时规定为准)。从其他的风险地区入乡返乡人员应提前报备,并提供 7 日内核酸检测证明,落实居家医学观察(隔离期限以各地防疫指挥部适时规定为准)。自觉配合开展核酸检测。坚持"戴口罩、勤洗手、扫码、测温、常通风、少聚集、一米线、不握手、用公筷"等良好个人习惯,勤通风、科学消毒,保持庭园、家庭清洁卫生。封闭期间不走动、不串门。

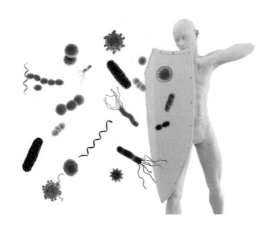

八、居家隔离观察 / 健康监测

1. 什么是居家隔离

指观察对象在自有房屋相对独立居住，每日定时观察健康状况，判断是否有染病可能，直至医学观察期满，以便使其在疾病的潜伏期和进展期内获得及早诊断治疗与救护。

2. 居家隔离对象有哪些

疫情防控常态化下，主要对象为境外及国内中高风险地区返乡人员。疫情暴发态势下，主要对象为：确诊病例和无症状感染者的密切接触者和次级密接中的特殊人群。如家庭成员中仅14岁及以下儿童或孕产妇为密切接触者或密接的密接；患有基础性疾病或为半自理及无自理能力特殊人群；出院后解除集中隔离的患者和解除隔离后的无症状感染者；健康码中显示黄色的返乡人员；其他经专业人员评估无法进行集中隔离医学观察的人员；指挥部规定的其他需居家隔离医学观察的人员。

3. 居家隔离时限是多少

所有居家隔离人员均采取14天居家隔离医学观察或健康监测（或由当地防疫指挥部门适时规定）。

4. 居家隔离的场所有什么要求

居家隔离医学观察者最好单独居住；如果条件不允许,选择一套房屋里通风较好的房间作为隔离室,保持相对独立。在相对独立的隔离室放置桌凳,作为非接触式传递物品的交接处。房间不应使用空调,尤其不能使用和其他房间共通的中央空调。条件允许的情况下,尽量使用单独卫生间,避免与其他家庭成员共用卫生间。房间内应当配备体温计、纸巾、口罩、一次性手套、消毒剂等个人防护用品和消毒产品及带盖的垃圾桶。

5. 居家隔离医学观察人员如何落实管理措施

村委会和乡村医生必须对居家隔离人员进行健康管理并做好关爱服务,落实"八个一"措施:一份健康关怀提示、一份居家隔离告知书、一位对口联系服务人、一支体温计、一包口罩、一张体温登记表、一支笔和一份防疫宣传手册。在乡村医生指导下进行居家隔离医学观察期间,其日常生活、用餐尽量限制在隔离房间内,拒绝一切探访,其他人员尽量不进入隔离房间;隔离房间内活动可不戴口罩,离开隔离房间时必须戴口罩;尽量减少与其他家庭成员接触,必须接触时保持 1m 以上距离,戴好口罩,做好个人防护;非必须,不得外出,如果必须外出,经所在村、社区医学观察管理人员批准后方可,并要佩戴一次性外科口罩,避免去人群密集场所。如居家隔离医学观察者为哺乳期母亲,在做好个人防护的基础上可继续母乳喂养婴儿。孕产妇可进行正常产检,应当提前预约,避免集中候诊,做好防护,尽量缩短就医时间,回家后及时洗手。患有基础疾病的居家隔离医学观察者应当按时服药,不宜擅自停药。药物储备不足时,可在就近的基层医疗机构开药,也可由家属代取药物,就医时做好自身防护。

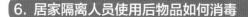

6. 居家隔离人员使用后物品如何消毒

被隔离人员用过的物品及时做好清洁消毒,做好居家清洁消毒。消毒餐饮具和茶具首选物理消毒煮沸15~30分钟。消毒经常接触的物体表面(如门把手、工作台、开关、坐便器等)可使用含氯消毒剂(如84消毒液等)250~500mg/L作用30分钟后再用拧干的毛巾擦净。地面可用250~500mg/L的含氯消毒剂湿式拖地。纸巾、口罩等生活垃圾装入塑料袋放置到专用垃圾桶,每天清理,清理前使用500~1 000mg/L的含氯消毒剂或75%酒精消毒至完全湿润,扎紧袋口再丢弃。居家隔离医学观察者的毛巾、衣物、被罩等需清洗时,要单独放置,用250~500mg/L的含氯消毒剂浸泡30分钟,或采用煮沸15分钟消毒后用清水漂洗干净。

7. 居家隔离人员出现心理问题怎么办

乡村医生告知居家隔离人员心理援助热线电话号码,提供心理支持和心理疏导等服务;与家人和朋友多沟通交流;多听音乐和开展一些休闲娱乐活动,缓解隔离人员的负面情绪;预防与减轻疫情所致的心理问题,防范心理压力引发的极端事件。发现居家隔离人员出现精神卫生问题时,及时向对口精神卫生医疗机构转介。

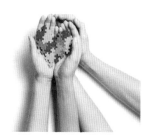

8. 社区医学观察管理人员或陪护人员注意事项有哪些

社区医学观察管理人员应当向居家隔离人员及其共同居住的人员进行日常卫生与防护知识及隔离期间相关要求等培训。社区医学观察管理人员对居家隔离人员情况进行摸底，如其为单独居住或孤寡老人等重点群体，应当为其提供生活上必要的帮助。社区医学观察管理人员或陪护人员与居家隔离人员接触时，处理其污染物及污染物体表面时，应当做好自我防护，穿戴一次性工作帽、医用外科口罩、工作服、一次性手套，与其保持 1m 以上距离。如转运患者或因其他工作需要与隔离者近距离接触时，应当佩戴 N95 口罩。与居家隔离人员有任何直接接触，或离开其居住空间后，准备食物、饭前便后、戴手套前、脱手套后要进行双手清洁及消毒。每天对居家隔离人员居住楼层走道、楼梯等场所进行 1 次消毒，至少清理 1 次垃圾，必要时及时清理。有基础疾病的人员和老年人不能作为儿童、孕产妇、半自理及无自理能力等人员的陪护人员。

9. 走亲访友到外地，返回后是否需要 14 天居家隔离

疫情常态化下，去外地返回后不需要进行 14 天居家隔离。疫情暴发情况下，到外地分以下几种情况：①至外地途经高风险地区及其所在县（区、市）或当地政府宣布全域封闭管理地区的人员，一律实施 14 天集中隔离健康观察，并进行两次新型冠状病毒核酸检测；②至外地途经中风险地区及其所在县（区、市）的人员，一律实施 14 天严格社区健康管理，进行两次新型冠状病毒核酸检测；③至外地途经低风险地区，需持 7 天内有效核酸检测阴性证明，并且进行 14 天居家健康监测。

10. 居家隔离观察期间生活垃圾该如何处理

用过的纸巾、口罩、一次性手套及其他生活垃圾装入塑料袋，放置到专用垃圾桶，每天清理前用含有效氯为 500~1 000mg/L

的含氯消毒液或 75% 酒精喷洒消毒至完全湿润,然后扎紧塑料口袋,放在临时存放点,再和家里其他垃圾放在临时存放点,由村委会人员收走。当居家隔离对象出现发热、干咳、咳痰等异常症状时,其产生的生活垃圾在进行上述处理后将由医务人员视为医疗废弃物带回卫生院统一处置。

11. 居家隔离期间,在生活和健康方面需要注意点什么

积极配合医务人员进行每日上、下午各测一次体温并如实回答健康状况;出现发热、咳嗽、气促等急性呼吸道症状时,应立即电话联系医务人员,由 120 或专门车辆转至指定的发热门诊并主动配合相关工作;做好个人及共同生活人员的防护;注意营养均衡、加强体育锻炼提高抵抗力,并看看书听听音乐放松心情,缓解压力。

12. 集中隔离与居家隔离的区别是什么

集中隔离一般是医学观察对象在疫情管理人员安排的酒店或其他住宿场所进行集中隔离管理。居家隔离是医学观察对象在家进行的自我隔离。我国新冠肺炎疫情防控过程中,各地多采用集中隔离(医学观察)的做法。

13. 一家人居家隔离期间是否可以聚餐或联欢

不可以。为了避免交叉感染,隔离人员必须单独进行各项生活,尽可能不要与同住家人一起吃饭、联欢。可以实行分餐制,在自己的隔离房间进食、饮水,不共用餐饮器具或其他用品,餐具消毒可采用煮沸 15 分钟或蒸 20 分钟。另外,还需杜绝共用牙刷、香烟、餐具、饭菜、饮料、毛巾、浴巾、床单等物品的行为。

14. 居家隔离期间,如出现身体不适该怎么办

居家隔离期间,医务人员每日至少进行两次上门体温测量,

并询问健康状况并观察症状、体征等。如出现发热、寒战、干咳、咳痰、鼻塞、流涕、咽痛、头痛、乏力、肌肉酸痛、关节酸痛、气促、呼吸困难、胸闷、结膜充血、恶心、呕吐、腹泻和腹痛等身体不适应及时联系居家观察医务人员,医务人员根据居家隔离人员的病情,初步评估后尽快联系120闭环转至定点医疗机构进一步进行诊治。

一、村委会的疫情防控职能

1. 疫情防控期间村委会需要做什么

疫情防控期间,村委会要在乡(镇)政府的统一指挥下,强化属地公共卫生管理责任,在村党支部、村委会领导下,充分发挥村委员会的作用,其主要工作任务包括:

(1)协调组织辖区防控小组协助专业防控人员为村民开展健康管理、人员排查、核酸检测、疫苗接种、高风险人员管理等疫情防控工作。

(2)根据疫情防控需要设置农村防疫卡口,将本村常住居民以及进入辖区工作和生活的外来人口纳入健康常态化管理。

(3)组织开展爱国卫生运动,做好村居环境清洁与消毒。

(4)联合专业机构做好辖区防控人员培训。

(5)按疫情防控要求开展不同风险等级防疫管控。

(6)开展居民的健康教育工作。

(7)根据上级要求完成其他疫情防控任务。

2. 村卫生室如何有效开展疫情防控工作

疫情防控期间,村卫生室要积极接受乡、镇卫生院开展的防控知识培训,提高传染病识别和诊断能力。疫情常态化期间要引导村民患病后及时规范就医,建立与医疗机构发热门诊的快速转诊通道,完善转诊路径,及时将发热患者转运至发热门诊进行筛查治疗。村卫生室要协助村防控小组规范小诊所、小药店的诊疗行为,发挥村卫生室、诊所、药店的"哨点"作用,加大对发热、干咳、咽痛等呼吸道症状患者的监测排查力度,发现问题及时上报。

3. 疫情期间农村卡口谁去设置

疫情期间,农村防疫卡口明确责任主体要区分有物业和散居区域。有物业管理的,由村委会会同物业公司共同提出设置和优化管理的方案并组织实施。散居无物业管理的,由村委会提出设置和优化管理的方案并组织实施。

4. 疫情防控期间农村卡口如何管理

农村卡口要坚持人防与技防相结合,优化小区卡口设置和规范管理,掌握辖区人员流动情况,及时准确掌握外地中高风险等级地区进村人员、非本村常住居民、生活服务从业人员等各类重点人员信息。卡口管理要把握以下原则:

(1)满足疫情防控需求,发挥卡口人员管控、信息收集等重要作用,为疫情溯源、早发现、早报告、早处置等工作提供基础信息。对外地中高风险等级地区进村人员、入境进村人员,大数据排查比对出的重点人员等进行扫码、登记、健康监测信息,确保信息准确,并建立专门台账。

(2)便利居民出行,在保障疫情防控需求的前提下,拆除不必要的物理隔离设施,要考虑消防和居民生活物资运送。

(3)确保信息安全,卡口收集的有关数据信息要按规定存储传输,做好物理隔离和脱敏处理,确保信息安全要严格限定调阅权限,严禁用于防疫以外用途。

(4)尊重村民意愿,卡口的设置和管理应充分听取居民和各方面意见,争取村民理解、支持和配合。对于暂时不具备开放条件的卡口,要做好解释说明工作。

5. 农村卡口管理中,不同人群的来访如何管理

农村卡口要落实专人值守,实行分类管理。开放时确保 24 小时有人值守,对于进出村居的居民要分类管理。本村常住居民临时外出的,进入时必须开展体温检测,对于发热居民要劝导就医。快递人员、外卖、家政、装修、搬家、房屋中介等生活服务业人员以及外来访客通过测量体温和出示健康码进入。国内中高风险等地区返(来)村人员须提前报告居住地所在村委会。须持要求时限内核酸检测阴性证明或能够出示包含核酸检测阴性信息健康码绿码进入。国外入境人员在结束集中医学观察后,24 小时内持"解除医学观察通知书"进入。确诊后治愈出院的患者、无症状感染者及其他结束集中医学观察人员进入,须持相关有效证明。辖区有发生新冠肺炎确诊的,按要求实行封闭的,卡口必须关闭同时派专人值守。

6. 村委会的疫情防控物资中需要储备什么？储备多少？怎么管理

村委会要按照采储结合、节约高效的原则,合理动态做好防疫物资储备。村委会疫情防控物资种类包括帐篷、棉服、岗亭等御寒应急物资和口罩、一次性手套、护目镜、消毒液(含氯消毒液、75% 的酒精等)、速干手消毒液、测温设备、消毒设备等。村委会疫情防控物资储备规模按要求不少于日常消耗 30 天的使用量。村委会防疫物资储备、集中储备库和应急发放机制的防疫物资要做到分类堆放,台账、出入库记录和发放记录等资料完善。仓库要专人管理,做防盗、防水、防鼠、防蟑螂措施。

7. 农村如何按不同风险等级开展防疫管控措施

（1）低风险村委会防疫管控措施

按照常态化防控要求开展，做好物资储备、重点人群管理、健康教育等工作。

（2）中风险村委会防疫管控措施

1）对小区（村组）卡口加强管理，减少出入口设置，由村委会安排工作人员 24 小时值守，主卡口设置 2 名以上工作人员值守，其他出行通道在开放时需配备 1 名值守人员，依托技防设施或凭出入证出入，严格出入管理。禁止外来人员进入，居民严禁聚集聚会。卡口处配备手消毒液、配制好的含氯消毒液（定时对门禁、扶手等处进行消毒）及相关疫情防控宣传材料等。

2）小区内同一单元同一村组出现两名及以上病例，对该村组实施封控管理，严禁人员出入，生活保障由乡镇提供，有就医等需求需提供相关佐证方可出入。

3）对出现病例村组的居民开展症状排查，采样进行核酸检测，居民出现相关症状后及时报告所在村委会；对病例同单元楼或居所 50m 范围内进行环境采样，开展核酸检测。

4）对病例所在村组及其范围内的驻区单位人员加强测温验码。

5）根据流行病学调查结果，病例有超村组范围活动的，应对其涉及的场所（区域）采取消杀、封控等必要措施。

（3）高风险村委会防疫管控措施

1）对小区（村组）卡口加强管理，仅保留一个出入口，由村委会安排 2 名以上工作人员 24 小时值守，依托技防设施或凭出入证出入，严格出入管理。禁止外来人员进入，居民严禁聚集聚会。卡口处配备手消毒液、配制好的含氯消毒液（定时对门禁、扶手等处进行消毒）及相关疫情防控宣传材料等。

2）小区内同一单元楼或者同一村组出现两名及以上病例时，对该村组实施封控管理；村组内超过 30% 单元楼（组）被封控,或小区(村组)出现两例感染源不明病例,则整个小区(村组)实施封控管理,严禁人员出入。生活保障由街道(乡镇)提供,有就医等需求需提供相关佐证方可出入。

3)对出现病例村组内居民开展症状排查,采样进行核酸检测;居民出现相关症状后及时报告村委会;对病例同单元楼或居所 100m 范围内进行环境采样并开展核酸检测。

4)对病例所在村组及其范围内的驻区单位人员加强测温验码。此范围内的"七小"(小餐馆、小网吧、小旅馆、小浴室、小歌舞厅、小理发店、小便利店)门店视情况限流,缩短或调整营业时间,直至暂时关闭。

5)根据流行病学调查结果,病例有超村组范围活动的,应对其涉及的场所(区域)采取消杀、封控等必要措施。

8. 村委会防控岗位如何防护

村防控人员防护标准:普通工作人员在室外或通风条件良好的场所实行一般性防护,佩戴一次性医用口罩或医用外科口罩;卡口筛查人员、一线防控人员可根据暴露风险情况实行一级防护,穿戴工作服或隔离衣、一次性工作帽、医用外科口罩、乳胶手套;参与开展流行病学调查、病例和密接者转运、污染环境的清洁消毒等暴露中等风险的工作人员实行二级防护。配备帽子、医用手套、医用防护口罩(N95)、工作服、一次性防护服、隔离衣、鞋套等;参与开展标本采集、处理确诊疑似病例血液、分泌物、排泄物和死亡患者尸体的工作人员实行三级防护。在二级防护的基础上,加戴面罩,或将医用防护口罩(N95)、护目镜或防护面罩换为全面具或带电动送风过滤式呼吸器。

9. 农村涉疫生活垃圾应如何处理

村委会应设置涉疫生活垃圾临时储存点。须每天清理,清理前用 500~1 000mg/L 的含氯消毒液或 75% 的酒精喷洒消毒,双层垃圾袋包扎,按其他垃圾处理。

对于经评估符合居家观察的"密切接触者""次密切接触者"产生的生活垃圾,由卫生健康行政部门指导做好垃圾消毒工作并按感染性医疗废弃物处置。村委会必须在村居人流较大的地方设置口罩回收垃圾箱,普通居民使用后废弃的口罩,按其他垃圾处理。

10. 农村怎样对重点人群开展有效防控

充分发挥社区防控三人小组(乡村医生、民警、居委干部)的作用,对密切接触者、中高风险区域来村人员、境外来村人员要按照要求落实健康管控和核酸检测,三人小组要明确责任,上门落实健康告知、身体检查、提醒活动范围等,逐一登记造册。

村委会要组织人员开展全面摸排,做好农贸市场工作人员、医护人员、春节返乡人员(特别是从事进口冷链食品相关工作和边境地区返乡人员)、外来人员、来自疫情中高风险地区人员、入境人员等重点人群的信息登记和日常健康监测工作,督促落实个人防护措施,强调出现发热等症状后的自我隔离和报告。

加强巡回检查,发现异常情况及时核实和报告。同时,要对其进行管控和健康告知,摸排(查)情况,登记备查。

11. 农村居家观察人员怎么管理

村委会接到有关人员的居家观察通知后,由防控"三人小组"实施"专人包户"制度,组成监控和服务团队,发放告知书。协助基层医务人员及时对居家观察人员开展咳嗽礼仪、手卫生、通风、防护、消毒等健康宣教。村委会要重点关注老、幼、病、残、孕等群体尤其是留守儿童家庭、空巢老人家庭,对于有特殊困难的,及时提供帮扶。居家观察人员如有外出就医等紧急需求的,由基层医务人员进行评估,确需外出就医的,与村委会签署承诺书,拨打120急救电话。

12. 村委会疫情防控期间如何开展健康宣教

疫情防控期间,村委会要做好新冠肺炎防控的健康宣教,在村明显位置张贴海报、发放宣传材料,利用村有线广播、村民微信群、公众号等方式进行宣传,增强居民防范意识,营造浓厚的防疫氛围。

宣传内容包括佩戴口罩、勤洗手、勤通风、注意咳嗽礼仪、不聚集、保持社交距离,以及新冠肺炎防治知识、健康生活方式、科学就医、新冠肺炎疫苗相关内容等。

13. 农村(居)村委会在疫情期间如何做好红白事指引

各村(居)委会和红白理事会要主动做好本村居民红白事指引,加强宣传教育,加强服务保障,解决当事人及其家庭的后顾之忧。党员干部要主动做疫情防控、移风易俗的践行者、引领者、宣传者,在文明节俭办婚事、治丧事、祭先人等方面做表率,带动广大群众做到红事缓办、白事简办、庆典免办。

二、疫情防控期间农村公共场所的管理

1. 农村学校管理的重点

疫情期间农村学校管理的重点包括:

(1)加强组织管理,压实疫情防控责任,建立学校疫情防控方案和应急预案,在校内外醒目位置张贴《疫情防控公示》,公示相关责任人联系方式,接受社会监督。

(2)购置口罩、手套、消毒用品及体温计等疫情防控物资,并做好物资清单和盘点登记台账;按要求设立临时医学观察隔离室;增加日常洗手设备设施。

(3)加强校园入口管理,做好师生健康管理,实行体温晨检和每日报告制度,对疫情中高风险地区返校师生及疑似感染师生的登记和隔离。

(4)确保人与人之间有 1m 以上安全距离,在学校门口、体温检测点、食堂等人员相对聚集的地方设置人员间隔标识,加宽师生上课、工作就座距离。

（5）对教室、图书馆、食堂、宿舍等重点区域加强消毒，对课桌椅、门把手、楼梯扶手等师生高频接触的物品表面增加消毒擦拭频次，消毒后做好台账登记。

（6）加强教室、图书馆、宿舍等重点区域和场所开窗通风换气，通风不足的需要增加机械通风。

（7）有食堂的学校要延长食堂开放时间，执行师生错峰用餐措施，避免人群聚集，餐后注意餐具清洁消毒。

（8）在教室、楼道等区域的显眼位置放置加盖垃圾桶并做好标识，用于废弃口罩的收集，校园垃圾及时清理，清理垃圾后对垃圾点进行消毒。

（9）采用分体式空调，中央空调采用全新风或风机盘管加新风的方式运行，定期对空调进行消毒，消毒后做好登记。

（10）避免举办英语角、社团表演、文艺晚会、大集会等群体性、聚集性活动。

（11）做好校外人员校园出入健康监测和信息登记。

（12）加强对师生心理健康援助和疏导。

（13）发现发热、咳嗽等可疑症状师生，应对其进行暂时隔离，并按照有关规定上报，出现疫情要主动配合流行病学调查及其他相关工作。

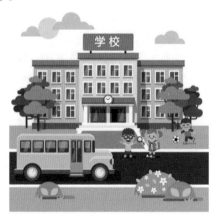

2. 农村农贸市场的管理重点

农贸市场疫情期间管理的重点包括:

(1)农贸市场设置唯一入口,在入口设置顾客体温测量点,对进入市场的所有人员实行体温监测,并查看健康码,体温正常及健康码绿码者方可进入。

(2)在市场显眼位置张贴疫情防控宣传资料、标识等,营造疫情防控氛围。督促顾客进入市场应正确佩戴口罩,人与人之间保持 1m 以上安全距离。

(3)加强手卫生,在市场出入口增加流动水洗手设施,张贴七步法洗手标识,不具备流水洗手条件的,应配备手消毒剂。

(4)保持环境整洁卫生,加强垃圾的分类管理,及时清理垃圾、污水,每天定时使用含氯消毒液对公用设备、物体表面(如柜台、休息区等)、公共地面、公共卫生间等进行消毒,并做好记录。

(5)所有档主、摊贩等人员在工作过程中全程规范佩戴口罩,与他人交流时保持 1m 以上安全距离,提倡微信、支付宝等无现金方式支付。

(6)创造条件管控顾客流量,降低人群密度,防止大规模聚集。

(7)在场所内设立应急区域,当出现发热、咳嗽等症状人员时应对其进行暂时隔离,并按照有关规定上报。

(8)重点监测冷冻食品经营店铺,店铺所有进口冻肉和水产品外包装清洁消毒后方可入库,并做好信息登记;落实产品进场查验、出入库登记制度。

(9)督促肉联厂、水产和肉制品生产企业、冷链物流企业等落实检验检疫和清洁消毒责任。

(10)在市场出入口及其他主要通道设立监控设备并投入使用,同时注意相关数据保存,以备核查。

(11)出现疫情时农贸市场暂停营业,并主动配合相关部门开展场地消毒和人员流行病学调查工作。

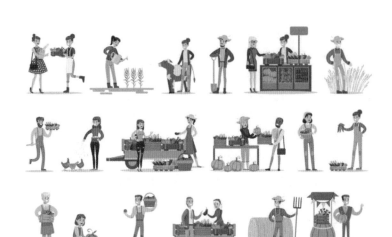

3. 农村个体经营场所管理的重点内容

农村个体经营场所包括小卖部、理发店、洗脚店、KTV、小旅店、小饭店及小便利店等场所,针对这些场所要做好以下疫情防控措施:

(1)严格落实规范佩戴口罩、核验健康码、体温监测等疫情防控措施,入口设立体温监测点对顾客进行体温测量,拒绝不戴口罩人员入内,对发热、咳嗽等人员进行信息登记和上报。

(2)场所内应定期开门开窗通风换气。对于中央空调系统,应采用全新风方式运行;对于风机盘管加新风的集中空调系统,应采取措施保证内部区域的通风换气。

(3)保持环境整洁卫生,加强垃圾的分类管理,及时清理垃圾、污水,每天定时使用含氯消毒液对公用设备、物体表面(如柜台、休息区等)、公共地面、公共卫生间等进行消毒,并做好记录。有条件的可加装紫外线消毒灯,在歇业期间开灯消毒。

(4)创造流动水洗手条件,并配备足够的洗手液,保证水龙头等供水设施正常工作,提醒顾客尽量减少接触公共设施,勤洗手;公共卫生间及时清扫、消毒,做到无积污;公用洗手间要配备足够的洗手液,保证水龙头等供水设施正常工作。

(5)从业人员工作过程中必须佩戴口罩,与他人交流时保持安全距离;做好每日健康监测,出现可疑症状时立即前往定点医疗机构就医。

(6)通过人员管控分流,减少一次性进入超市的顾客人数,建议同一时段接待量不得超过店铺最大承载量的75%,避免大量人员聚集。

(7)在场所入口处、通道、楼梯口、电梯间等显著位置处张贴告示、海报等宣传资料,提醒工作人员和顾客注意正确佩戴口罩、回家后注意洗手等疫情防控知识,有条件的可通过视频滚动播放相关宣传资料,营造良好的防控氛围。

(8)场所售卖的物品尽量提前包装、标价,便于顾客直接结算,减少等待时间,付款排队时顾客之间宜相距1m以上安全距离;优先采用扫码支付以加快结算速度。

(9)收银人员、理货员、保安等要规范佩戴口罩并经常洗手或使用免洗洗手液等消毒用品进行手消毒。

(10)饭店可通过张贴告示、海报等倡导打包就餐,并提醒顾客缩短现场就餐时间,避免人群大量聚集。

(11)药店须做好发热药品售卖管理,详细登记购买发热、止咳等药品人员的信息,并及时按要求上报。

(12)在场所内设立应急隔离区,顾客若出现可疑症状应进行临时隔离,并按照有关规定上报。

(13)有条件的可在小卖部出入口及其他主要通道设立监控设备并投入使用,同时注意保存相关数据,以备核查。

(14)所在区域出现疫情后,要严格控制所在场所开放;出现病例的场所应立即暂停开放,实行封闭管理并开展流行病学调查和全员核酸检测等处置措施。

4. 农村居民宗教聚集场所和休闲娱乐文化室的管理特点和内容

对于农村特定场所的疫情防控要注意以下内容:

(1)严格落实规范佩戴口罩、核验健康码、体温监测等疫情防控相关制度、措施,加强对不适用或不会操作智能手机群体的指引和帮助。

(2)加强人员管理,科学制定场所开放时间、入场人数、开放路线等接待计划,通过分时分批、限制人流量等措施减少人群密度,确保疫情防控能力与接待能力相匹配,建议场所接待量不超过最大承载量的 75%。

(3)严格控制大型宗教、娱乐活动,原则上不准举办大型宗教、休闲娱乐活动,尽量减少非必要的集体活动,禁止非法活动;如必须举办相关活动,必须减少参加集体活动的人数,简化活动流程,缩短集体活动时间。

(4)通过微信公众号、公告栏、张贴海报、广播、电子显示屏等一切宣传渠道宣传疫情防控知识和防控措施,营造浓厚的疫情防控氛围。

(5)对经常接触的公共用品和设施(如门把手、收银台、公共垃圾桶等)要定期消毒,有条件的可加装紫外线消毒灯,在停业期间开启消毒,消毒后做好登记。

(6)所在区域出现疫情后,要严格控制所在场所开放;出现病例的场所应立即暂停开放,实行封闭管理并开展流行病学调查和全员核酸检测等处置措施。

5. 农村养老机构如何加强疫情期间管理

养老机构人员聚集,是疫情防控的重点部门,要注意以下防疫要求:

(1)实行封闭式管理,原则上不接待外来人员走访慰问,老人不能离院外出,必须外出的老人回到养老院后应密切观察。

(2)建立老人和工作人员的健康档案,每日开展晨检和健康登记。老人和工作人员出现发热、咳嗽等可疑症状时应立即上报,并及时就医。

(3)建立探访登记制度,如探访人员有新冠肺炎可疑症状,应拒绝其探访。所有外来探访人员应佩戴口罩。

（4）勤开窗多通风，每次 30 分钟，每天 2~3 次；定期对空调通风系统进行清洗消毒。冬季开窗通风时，应注意避免因室内外温差过大而引起感冒。

（5）做好手卫生宣传，倡导老人养成经常洗手的好习惯。创造流动水洗手条件，洗手间配备足够的洗手液、抹手纸或干手机，保证水龙头等供水设施正常工作。

（6）保持环境清洁，经常晾晒老人的被褥衣服。活动室、卧室中常接触的物体表面每天用清水擦拭 1 次，每周擦拭消毒 1~2 次；卧室的地面、窗台、床头柜、床围栏等，每天用清水擦拭 1 次。

（7）培养老人乐观、开朗的心态，缓解老人孤独、恐惧的情绪，引导老人养成健康生活习惯。

（8）所在区域出现疫情后，要严格控制所在场所对外开放；出现病例后应立即暂停开放，实行封闭管理并开展流行病学调查和全员核酸检测等处置措施。

（9）新入院的老人，必须实行核酸检测。

6. 农村公共厕所、公共垃圾场管理的要点

做好农村公厕、垃圾场的卫生管理对疫情防控至关重要，要做到以下几个方面：

（1）加强组织管理，落实场所责任人，压实公共场所疫情防控责任。

（2）创造流动水洗手条件，并配备足够的洗手液，保证水龙头等供水设施正常工作，倡导勤洗手。

（3）在场所入口处、洗手池旁等显著位置处张贴告示、海报、标语等疫情防控相关宣传资料，营造良好的疫情防控氛围。

（4）公共厕所保持环境整洁卫生，及时清理垃圾、污水，每天定时使用含氯消毒液对公用设备、物体表面（如水龙头、门把手、冲水按键等）、地面、便池、垃圾桶等进行消毒，并做好记录。

有条件的公共厕所可加装紫外线消毒灯,定期关闭开灯消毒。

(5)公共厕所定期开门开窗通风换气,通气不足的加强机械通风,保证内部区域的通风换气。

(6)公共垃圾场加强垃圾分类处理,及时清运垃圾,做好场地、垃圾清运车辆等的清洁、消毒,并做好消毒登记工作。

7. 村办企业的管理常规有哪些

对于村办企业等机构,作为特定的一类村民聚集地,在疫情期间也要做好有关防疫工作,具体包括:

(1)建立健康申报和职工晨检等制度,由专人负责对每位职工进行体温测量和登记。

(2)为职工配备口罩,指导职工正确佩戴口罩、做好口罩的定期更换和使用后口罩的正确处理。

(3)创造流动水洗手条件,加强个人洗手及咳嗽礼仪等健康行为的宣传,打喷嚏和咳嗽时应用纸巾或手肘部位遮掩口鼻。

(4)加强接待室、办公室、电梯等人员密集和接触频繁场所的定期消毒。

(5)加强职工工作和生活场所的自然通风和机械通风,保持空气流通。减少使用空调,定期开窗通风和对空调的清洗消毒。

(6)减少人员聚集性活动和集体性室内活动,如会议和培训等。

(7)应注意食物安全与卫生,并加强对餐具的消毒及管理。

(8)做好外来人员信息登记、手部清洁、体温测量和口罩发放等工作。

(9)设立应急区域,对出现疑似症状者,向当地的卫生健康部门报告,并按规定送定点医疗机构诊治。

(10)所在区域出现疫情后,要严格控制企业外部人员进出;出现病例的企业应立即实行封闭管理并开展流行病学调查和全员核酸检测等处置措施。

三、农村医疗卫生机构的疫情防控职能

1. 疫情期间农村医疗卫生机构的职责和工作任务是什么

根据《国家基本公共卫生服务规范(第三版)》的要求,基层医疗卫生机构需承担传染病疫情和突发公共卫生事件的防治工作,具体内容包括:发现、登记、信息报告、处理,同时需承担预防接种、健康管理服务、卫生监督协管等工作。

2. 疫情期间,乡镇卫生院 / 村卫生室应采取哪些措施来加强疫情防控管理

乡镇卫生院和村卫生室作为农民身边的医疗服务机构,在疫情期间,要做好基本医疗和公共卫生服务,更要积极落实疫情防控的有关举措:

(1)建立联防联控工作机制,与乡镇、村委会、疾病预防控制部门建立专用联系通道。

(2)加强行政管理,合理分配人力资源。成立疫情防控领导小组和各类疫情防控小分队,明确人员职责,分别主管公共卫生、医疗、医院感染、后勤物资保障、培训等工作,建立沟通群。

(3)做好预检分诊流程、诊疗流程、各类防控相关预案流程。

(4)加强医护人员个人防护,做好手卫生,根据不同岗位和疫情需要选择不同防护等级的防护用品并正确穿脱合适的防护用品。

(5)严格执行院感消毒制度。预检分诊点、未发现疑似病例的门诊进行预防性消毒;疑似患者排出的污染物及其污染的物品和场所应及时消毒;门诊每日工作结束后,做好随时消毒;隔离诊室在患者离开后,应进行终末消毒。

(6)做好防疫物资保障工作。

(7)加强医务人员的防控知识培训和演练。

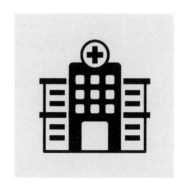

3. 村卫生室能诊断新冠肺炎吗

不能。诊断新冠肺炎需要做核酸检测、血常规、胸部 CT 等,村卫生室不具备这些条件,因此村卫生室只能够对可疑的患者进行报告和转诊。

4. 村卫生室在疫情防控中,可以发挥哪些作用

村卫生室是卫生健康系统防范新冠肺炎疫情最基层、最前沿的医疗防控力量,主要作用是就近为农村居民提供基本医疗服务,通过发挥与居民熟识的优势,进行健康教育和疾病监测,在早期能够识别感染的特征,及时报告和转诊;同时还可以协助村委会、民警、居民共同协作,开展联防联控、群防群控工作,可以说村卫生室在新冠肺炎疫情防控中发挥着重要的"网底"作用。

5. 在疫情中,村卫生室工作人员如何防止自己被感染,并传染给他人

按照卫生工作者的工作规范做好个人防护,穿工作服、戴工作帽、正确佩戴医用外科口罩,严格执行一人一手消毒的规定,认真做好定时环境和物品的消毒。严格执行预检和分诊,对每名就诊患者进行测温并询问症状、查看健康码(行程码)及询问

流行病学史。村卫生室发现疑似患者后,将患者安置在临时发热患者留观室内,及时报告上级卫生管理机构,并协助做好转运等工作,转运完成后做好环境的消杀工作。

6. 面对疑似新冠肺炎患者乡村医生该怎么做

在日常接诊中,如果发现具有发热、上呼吸道症状的村民就诊,乡村医生要做到以下几点:

(1)仔细询问有无流行病学史和临床症状,并做好相关记录。

(2)上报村委会,联系预约上级医院检查,协助完成核酸检测、血常规和肺部 CT 检查。

(3)阳性结果:待确诊并治疗后,出院后回到乡村纳入出院患者管理。

(4)阴性结果:待排除新冠肺炎后,纳入居家隔离观察管理,告知自我体温监测和异常症状及时上报,指导疑似患者居家隔离观察期间做好戴口罩等个人防护、居家环境消杀和通风。

7. 乡镇卫生院预检分诊设置应注意哪些要点

乡镇卫生院在疫情期间应加强就诊村民的预检分诊工作,做到早发现、早报告、早隔离、早诊断、早治疗,要做好以下几方面:

(1)选址要求:预检分诊点应设在门急诊醒目位置,相对独立,通风良好,具有消毒隔离条件。

(2)标识清晰:有"预检分诊点""戴口罩""测体温"等醒目标识。

(3)物资配置:

1)用于预检分诊点的桌椅最好是光面不锈钢材质,便于清洁消毒。

2)预检分诊点需备有供发热患者使用的一次性外科口罩、非接触式红外测温仪、免洗手消毒液、一次性医用防护服(供预检分诊人员发现疑似病例后提升防护级别用)、医用防护口罩(供预检分诊人员发现疑似病例后提升防护级别用)、乳胶手套、一次性帽子、医疗废物袋和医疗废物桶、流行病学调查问卷、发热患者登记表、疑似病例基本情况登记表等。

8. 乡镇卫生院隔离室应如何设置

乡镇卫生院在预检分诊处或诊室内发现疑似病例后,要将患者引导至隔离室,等候转运至上级定点医院进一步明确诊断。隔离室的设置应注意以下几个方面:

(1)数量要求:隔离室至少设置 1 间,最好 2 间,诊所内没有条件设置的可在诊所外搭建临时隔离帐篷。

(2)选址要求:位置处于下风向,与其他诊室相对独立。

(3)标识清晰:有"隔离室"或"临时隔离室"标识。

(4)专用通道:从预检分诊点或诊室到隔离室要划出专用通道或路线,避免与普通患者通道相交叉。

(5)通风要求:独立设置隔离室空调或通风系统;使用临时帐篷作为隔离室应注意帐篷通风。

(6)物资配置:隔离室内家具配置尽量简洁,仅留一桌、一椅,桌椅光面易清洁消毒,不建议使用桌布、椅垫等织物;需配置紫外线灯、消毒喷雾器、免洗手消毒液、医疗废物袋和医疗废物桶。

(7)隔离室应有隔离人员注意事项和消毒指引制度上墙。

9. 乡镇卫生院预检分诊人员应如何防护

预检分诊人员在工作时要遵循以下原则:

(1)疫情常态化防控下,预检分诊人员防护级别为一级防护(见表 4-1)。

(2)预检分诊时应与患者保持 1m 距离,每次接触患者前、后立即进行手卫生消毒。

表 4-1　预检分诊人员一级防护配置

工作服	工作帽	医用外科口罩	一次性隔离衣	一次性鞋套	乳胶手套	手卫生	医用防护面屏／护目镜
●	●	●	●	●	●	●	○

注：●应该选择　○根据暴露风险选择

（3）当发现疑似病例时，应马上指引患者及陪护人员加戴一层医用外科口罩，并立即提升自身的防护级别为二级防护（见表 4-2）。

表 4-2　预检分诊人员二级防护配置

工作服	工作帽	医用防护口罩	一次性防护服	一次性鞋套	乳胶手套	手卫生	医用防护面屏／护目镜
●	●	●	●	●	●	●	●

注：●应该选择

（4）引导疑似病例至隔离室时，应注意与患者保持 1m 距离。

10. 乡镇卫生院预检分诊主要询问哪些内容

预检工作是乡镇卫生院防疫的第一道关口，在分诊时候要注意询问以下内容：

（1）预检分诊人员对进入门急诊的人员要进行"三必查一询问"。"三必查"是指：查体温、查健康码、查口罩佩戴情况；"一询问"是指：询问病史（简要询问症状体征）和流行病学史。

预检分诊人员要实时掌握中高风险区的变化情况。

(2)发现可疑患者,需登记患者信息,指引患者及陪同人员加戴一层医用外科口罩,注意咳嗽礼仪,并保持1m距离,引导至隔离室等待转运至上级定点医院进一步明确诊断。

11. 如何对进入医院的患者进行体温测量

目前大多使用电子(红外线)体温测量仪,不同的厂家使用方法不尽相同,但使用过程中注意以下几个问题:①测量模式选择,一般选择摄氏度(℃);②注意使用环境温度,冬天需要对体温仪进行保暖,尤其是北方地区,夏天避免太阳直射和高温环境下使用;③注意消毒,一般在没有接触到患者的时候采用定期消毒(每4小时消毒1次),因不慎接触到患者时,应立即采用消毒巾擦拭消毒;④在连续测量体温≥37.3℃时,应采用水银体温计复测两次,确定准确体温。

12. 新冠肺炎疫情期间,乡镇卫生院诊室医务人员如何分级分类做好防护

根据卫生院各岗位工作职责以及接触风险的不同,采取不同防护要求(见表4-3、表4-4)。

表4-3 乡镇卫生院不同岗位工作职责及防护要求

区域及部门	具体岗位	一次性普通医用口罩	一次性外科口罩	护目镜或面罩	一级防护	二级防护	三级防护
中心入口及诊疗区域入口	体温筛检				●		
	维持秩序及询问流行病学史				●		
	发热预检、发热哨点					●	
门诊	门诊普通医务人员	●					
	预检分诊人员		●	●			
输液室	配药人员	●					
	输液操作人员		●	●			

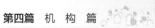

续表

区域及 部门	具体岗位	一次性 普通医 用口罩	一次性 外科口 罩	护目 镜或 面罩	一级 防护	二级 防护	三级 防护
口腔科	医生			○	○	○	
眼五官科	护士			○	○	○	
肝炎肠道 门诊	医生				●		
检验科	接触标本人员					●	
	不接触标本人员			○	●		
预防保健 科	计划免疫人员		●				
	儿童保健门诊		●				
疫情处置 人员	居家隔离随访				○	○	
	接触及转运密接人员				○	○	
	现场流行病学调查				○	○	
	疫点处置及消毒人员					●	
	集中隔离点					●	
	隔离对象就诊陪同					●	
职能部门、总务、后勤等在低风 险区域活动		●					
职能部门、总务、后勤等在高风 险区域活动					○	○	

注：●应该选择　○根据暴露风险选择

表 4-4　防护等级标准

防护用品	一级防护	二级防护	三级防护
工作服	●	●	●
一次性隔离衣	●		
医用一次性防护服		●	●
一次性使用医用橡胶手套	●	●	●
医用一次性外科防护口罩	●		
医用防护口罩		●	●
面屏或护目镜		●	●
医用一次性帽子	●	●	●

续表

防护用品	一级防护	二级防护	三级防护
一次性鞋套	●	●	●
正压全面罩或长管呼吸器			●

注：一级防护所用鞋套材料为无纺布，二级和三级防护所用鞋套材料为防渗材料。

13. 乡镇卫生院预检分诊、门诊医务人员着装及工作流程

（1）预检分诊人员着装流程见下图。

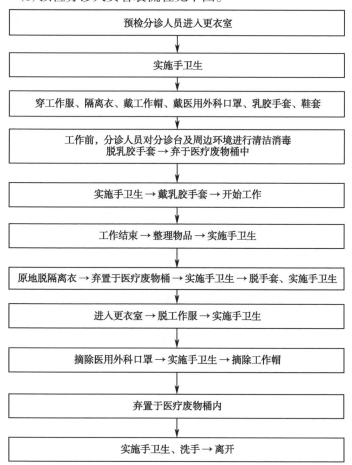

预检分诊人员进入更衣室

↓

实施手卫生

↓

穿工作服、隔离衣、戴工作帽、戴医用外科口罩、乳胶手套、鞋套

↓

工作前，分诊人员对分诊台及周边环境进行清洁消毒
脱乳胶手套 → 弃于医疗废物桶中

↓

实施手卫生 → 戴乳胶手套 → 开始工作

↓

工作结束 → 整理物品 → 实施手卫生

↓

原地脱隔离衣 → 弃置于医疗废物桶 → 实施手卫生 → 脱手套、实施手卫生

↓

进入更衣室 → 脱工作服 → 实施手卫生

↓

摘除医用外科口罩 → 实施手卫生 → 摘除工作帽

↓

弃置于医疗废物桶内

↓

实施手卫生、洗手 → 离开

(2)门诊医务人员着装及工作流程见下图。

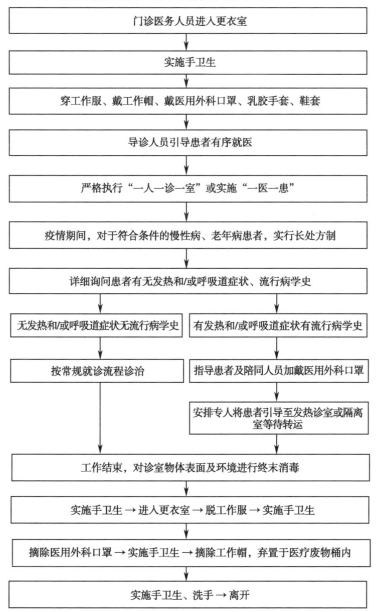

门诊医务人员进入更衣室

↓

实施手卫生

↓

穿工作服、戴工作帽、戴医用外科口罩、乳胶手套、鞋套

↓

导诊人员引导患者有序就医

↓

严格执行"一人一诊一室"或实施"一医一患"

↓

疫情期间，对于符合条件的慢性病、老年病患者，实行长处方制

↓

详细询问患者有无发热和/或呼吸道症状、流行病学史

↓ ↓

无发热和/或呼吸道症状无流行病学史 | 有发热和/或呼吸道症状有流行病学史

↓ ↓

按常规就诊流程诊治 | 指导患者及陪同人员加戴医用外科口罩

↓

安排专人将患者引导至发热诊室或隔离室等待转运

↓

工作结束，对诊室物体表面及环境进行终末消毒

↓

实施手卫生 → 进入更衣室 → 脱工作服 → 实施手卫生

↓

摘除医用外科口罩 → 实施手卫生 → 摘除工作帽，弃置于医疗废物桶内

↓

实施手卫生、洗手 → 离开

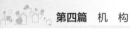
14. 医务人员如何做好七步洗手

七步洗手法是重要的院感防控手段,医务人员要认真落实好。具体要求如下:

(1)乡镇卫生院/村卫生室应设置流动水洗手和手卫生消毒设施。有条件的医疗机构宜配备非接触式水龙头。

(2)手卫生原则:当手部有血液或其他体液等肉眼可见的污染物时,应用肥皂(含液体肥皂)和流动水洗手。手部没有肉眼可见污染时,宜用速干手消毒剂消毒双手代替洗手。

(3)有"两前三后"情况应该进行七步洗手:接触患者前,清洁/无菌操作前,接触患者后,接触患者体液、血液和分泌物后,接触患者环境后应进行七步洗手。

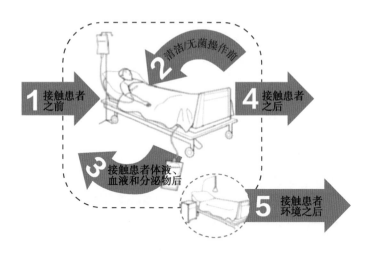

(4)七步洗手步骤:按照"内、外、夹、弓、大、立、腕"七字口诀的顺序洗手。内:掌心对掌心,相互揉搓;外:掌心对手背,两手交叉揉搓;夹:掌心对掌心,十指交叉揉搓;弓:十指弯曲紧扣,转动揉搓;大:拇指握在掌心,转动揉搓;立:指尖在掌心揉搓;腕;清洗手腕。

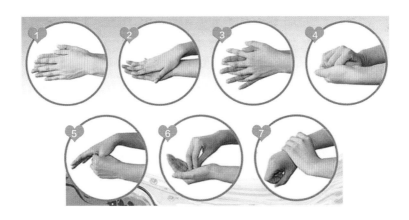

（5）洗手注意事项：用流动水洗手，使双手充分浸湿；用手背或手肘按压取适量洗手液；七步洗手法认真清洗双手至少15秒，注意清洗双手所有皮肤，清洗指背、指尖、指缝；戴手套不能代替手卫生。

15. 乡镇卫生院发热诊室如何管理

严培训、重防护，明标识、优流程，全预检、双流调，抓首诊、行闭环，防交叉、处污物。

对乡镇卫生院发热诊室工作人员进行严格规范培训；发热诊室标识要醒目，工作流程示意图和患者就诊须知要上墙；对所有就诊患者进行预检分诊，预检分诊与导诊不可共用，预检分诊和发热诊室接诊医生对发热患者要进行详细询问流行病学史调查（双流调），并结合患者主诉、病史、症状和体征进行诊断和积极治疗；发现可疑患者，应立即引导患者隔离观察，并上报相关单位及负责人进行核实，应立即向同级卫生乡镇部门报告，并按规定迅速转至定点医院；同时按规定对陪同人员、密切接触者核酸采样，进行医学观察或其他必要措施；严格落实首诊负责制，不准拒收发热患者，对所有发热诊室就诊患者实现闭环管理，建立就诊患者登记制度、消毒隔离制度、疫情报告制度等各项规章制度和人员岗位责任制，认真执行。

医疗机构应定期检查督导发热诊室工作,并有检查的记录备查,规范发热门诊管理;发热诊室留观患者应单间隔离,严禁患者之间相互接触,谢绝家属探视或采取保护措施后探视,以防传染,诊疗过程中产生的医疗废物应根据《医疗废物管理条例》和《医疗卫生机构医疗废物管理办法》的有关规定进行处置和管理。

16. 村医接诊十须知

(1)莫大意:时刻保持警惕,及时掌握防疫重点人员情况。

(2)熟程序:熟练掌握疫情防控相关预案操作流程。

(3)勤通风:做好卫生室每日定时通风和环境消毒。

(4)重防护:佩戴一次性外科口罩;规范穿脱工作服,做好手卫生和消毒,对工作服定期清洁消毒。

(5)量体温:就诊人员戴口罩、量体温、健康码查验、一米线、不聚集。对不能自主提供健康码人员登记详细信息。

(6)问症状:询问就诊人员是否有发热、咳嗽、咽痛、嗅(味)觉减退、腹泻等症状,是否自行服用过退热药。

(7)查旅居:14 天旅居史,重点关注中高风险地区旅居史。入境人员接触史;冷链物流工作经历或人员接触史;近期有无参加聚集活动,是否接触过发热或有呼吸道症状病例。

(8)录信息:落实信息登记责任,准确记录就诊人员信息。

(9)快报告:强化首诊责任,1 小时内向乡镇卫生院报告可疑患者。不截留发热等可疑患者,指导做好个人防护,协调就近闭环转至上级发热门诊(诊室)。

(10)严消毒:接诊发热或可疑患者后,严格进行终末消毒。

17. 村卫生室接诊发热患者时该如何处理

根据疫情防控的要求村卫生室不能接诊发热患者。各村卫生室要在醒目位置张贴"发热患者请到镇卫生院发热诊室或县级发热门诊就诊"的标识。村卫生室如遇有发热村民前来就诊,需做好预检分诊详细记录,1 小时内将发热或可疑患者信息上报至村委会和乡镇卫生院,指导患者做好个人防护,协调就近闭环转诊至上级发热门诊(诊室)。原则上村卫生室不截留发热或可疑患者,同时预检分诊点应进行终末消毒。

18. 乡镇卫生院诊室发现疑似病例应如何处理

医务人员接诊新冠肺炎疑似病例应遵循流程见下图。

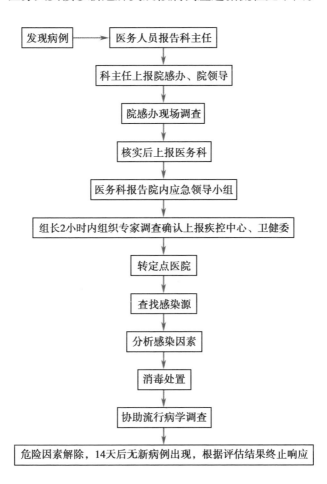

19. 乡镇卫生院如何转运发热患者或疑似病例

向上级定点医疗机构转运发热患者或疑似病例的流程见下图。

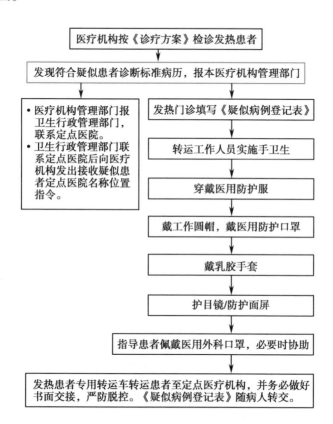

20. 疫情期间如何做好信息登记和按时上报？如何做好日报告

疫情期间的信息报送尤为重要,要强化责任,明确职责,加强管理,不得出现迟报、漏报、瞒报、不报现象,坚持早发现、早报告原则。设立信息安全员,专人专职负责信息登记,负责上报信息工作,实行 24 小时随时保持通讯的畅通、报送等有关工作,严格执行报告程序和时间。加强对第一线信息的核实、收集和上报,提高情况信息的报送频率和质量,明确责任和报告事项,如:返乡人员身份信息、返乡(返岗)时间、健康状况、体温情况、接触者信息、隔离措施、医疗措施等,所上报的各类信息、登记内容要求准确、真实性。

日报告工作要明确报告时间及流程,安全稳定信息日报告,采取电话报告方式,敏感问题和重大问题实行电话第一时间报告制度。实施零报告制度,即无意外事件发生,也必须每日报告。

21. 上门诊疗应如何防护

在农村地区,如果需要上门服务,上门诊疗的医务人员严格穿戴工作服、隔离衣或防护服、手套、工作帽。这些防护用具要严格遮住医务人员暴露在外的身体,在接触患者的血液或者污染物操作的时候,戴手套能起到防护作用,勤洗手和消毒。及时处理医疗废物。这样能够减少被附在衣物上的病毒感染的风险。加大对上门诊疗的医务人员防护措施的宣传。同时做好上门服务的医疗废弃物处置。

22. 乡镇卫生院 / 村卫生室日常如何清洁消毒

日常消毒工作是有效预防和阻断疫情传播的重要举措,要做到以下几点:

(1)物表清洁消毒:物体表面包括床围栏、床头柜、家具、门把手、家居用品等有肉眼可见污染物时,应先完全清除污染物再消毒。无肉眼可见污染物时,采用 1 000mg/L 含氯消毒剂或复合双链季铵盐类消毒湿巾彻底擦拭消毒,每日 1~2 次。清洁工具包括抹布和地巾应专区专用,用后宜集中送至轮换库进行清洗消毒。另外,应该特别注意门把手、鼠标键盘、充电器、耳麦、水龙头开关、电灯开关、遥控器、马桶、桌面、地板、碗筷水杯等物体表面的清洁消毒。

(2)空气清洁消毒：病房每天应持续适度开窗通风,用空气消毒机每日消毒 4 次,每次 2 小时,无人房间每日定时使用紫外线灯消毒,每次 0.5~1 小时;人员密集区域如走廊、通道、大厅、电梯等可用 500mg/L 二氧化氯超低容量喷雾器喷洒消毒,1 次 / 天。

(3)患者排泄物清洁消毒：稀薄的排泄物,每 1 000ml 可加漂白粉 50g 或 20 000mg/L 有效氯含氯消毒剂溶液 2 000ml,搅匀放置 2 小时;无粪的尿液每 1 000ml 加入干漂白粉 5g 或次氯酸钙 1.5g 或 10 000mg/L 有效氯含氯消毒剂溶液 100ml 混匀放置 2 小时。成形粪便不能用干漂白粉消毒,可用 20% 漂白粉乳剂(含有效氯 5%),或 50 000mg/L 有效氯含氯消毒剂溶液 2 份加于 1 份粪便中,混匀后,作用 2 小时。

(4)疑似病例转运后的终末消毒：运送疑似病例转运患者后先使用紫外线灯照射 1 小时后(无人情况下使用),用 1 000mg/L 的含氯消毒液进行车体、门窗等环境物表及地面的擦拭消毒,然后用超低容量过氧化氢喷雾消毒,最后可使用床单元消毒机进行床单元终末消毒。

23. 乡镇卫生院要储备哪些疫情防控应急物资? 储备多少为宜

(1)疫情防控期间,乡镇卫生院要储备的应急物资可分为以下几类:

1)个人防护类：医用防护服 GB19082-2009、医用隔离衣、医用护目镜 / 防护面屏 / 负压防护头罩、医用级防护口罩 GB19083-2010、医用外科口罩 YY0469-2011、医用一次性使用口罩 YY/T 0969-2013、乳胶手套、防护鞋套、防护靴、帽子。

2)医用器材类：温度计(水银)、手持式红外测温仪、注射器、输液皮条、加压输液袋、担架、止血带、氧气瓶、氧气面罩、鼻导管、除颤起搏器。

3)后勤保障装备：数码照相机、对讲机、录音笔、手持扩音器、分区警示带、警示标识、身份识别牌、帐篷、防水电源接线板、照明设备。

4）现场采样设备：便携式生物样品运输箱、咽拭子、采样管（含采样液）、负压采血管（抗凝）、负压采血管（非抗凝）。

5）消杀器械和药品：背负式喷雾器、含氯消毒剂、二氧化氯泡腾片、酒精、过氧乙酸、84 消毒液、含 75% 乙醇免洗消毒液。

（2）疫情防控应急物资储备量：储备医疗机构满负荷运转 1 个月所需的量为宜。乡镇卫生院突发公共卫生事件应急物资最低储备参考目录见表 4-5。

表 4-5　乡镇卫生院突发公共卫生事件应急物资最低储备标准

序号	物资种类	物资名称	单位	数量	备注
1	防护物资	一次性医用防护服	件	250	必备
2		一次性手术衣	件	100	必备
3		防护眼镜	件	55	必备
4		防护面屏	个	35	必备
5		医用防护口罩（N95 或同等级别口罩）	个	450	必备
6		一次性医用外科口罩	个	950	必备
7	医疗器械	额温仪	台	40	必备
8		水银温度计	支	100	必备
9		测温仪	个	1	根据实际配置
		呼吸湿化治疗仪	台	1	根据实际配置
		除颤仪	台	1	根据实际配置
10	消毒产品	手动消毒器	台	5	必备
11		超低容量喷雾器	台	2	必备
12		燃油喷雾器	台	2	必备
13		热雾机或冷雾机	台	2	必备
14		喷粉器	台	2	必备
15		过氧化氢空气消毒机	台	1	必备
16		含氯消毒剂	升	120	必备
17		杀虫剂	升	120	必备

续表

序号	物资种类	物资名称	单位	数量	备注
18	采样耗材	鼻咽 / 咽拭子采样套装	份	100	必备
19		肛拭子采样套装	份	20	必备
20		采血管采样套装	份	50	必备

24. 哪些是医疗废物？医疗废物应如何处理

根据《医疗废物管理条例》，由原卫生部和原国家环境保护总局制定了《医疗废物分类目录》。医疗废物分为：感染性废物、病理性废物、损伤性废物、药物性废物、化学性废物等几类。

对于医疗废物的处理有以下原则：

（1）医疗卫生机构应当及时收集本单位产生的医疗废物，并按照类别分置于防渗漏、防锐器穿透的专用包装物或者密闭的容器内。

（2）医疗卫生机构应当建立医疗废物的暂时贮存设施、设备，不得露天存放医疗废物；医疗废物暂时贮存的时间不得超过 2 天。

（3）医疗卫生机构应当使用防渗漏、防遗撒的专用运送工具，按照本单位确定的内部医疗废物运送时间、路线，将医疗废物收集、运送至暂时贮存地点。

（4）医疗卫生机构应当根据就近集中处置的原则，及时将医疗废物交由医疗废物集中处置单位处置。

（5）医疗卫生机构产生的污水、传染病患者或者疑似传染病患者的排泄物，应当按照国家规定严格消毒；达到国家规定的排放标准后，方可排入污水处理系统。

（6）新冠肺炎疑似或确诊患者产生的废弃物以及集中医学观察场所产生的废弃物均按感染性废物放入双层黄色垃圾袋中，鹅颈结式封口分层包扎，垃圾袋表面采用 1 000mg/L 的含氯消毒液喷洒消毒，并标注"新冠医疗废物"字样，放入医疗废物暂存间,交由医疗废物集中处置单位处置。

临床常见废物处置流程图（参考)

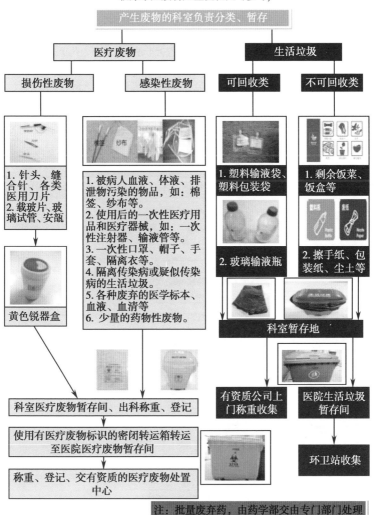

注：批量废弃药，由药学部交由专门部门处理

25. 卫生院开展核酸采样的规范流程是什么

核酸采样的规范流程见下图。

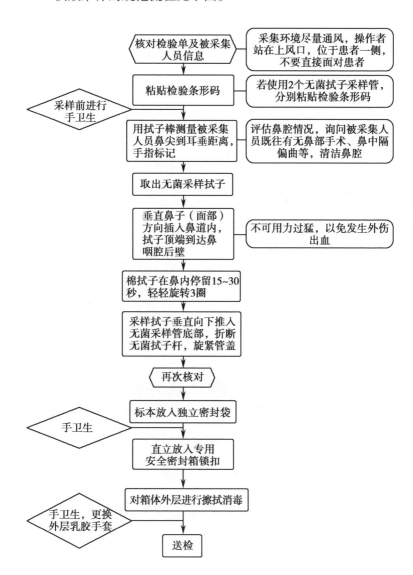

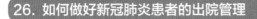

26. 如何做好新冠肺炎患者的出院管理

　　新冠肺炎出院患者实行"14+14"管理措施,在康复机构或场所进行 14 天集中隔离康复管理后,如没有其他问题,继续转入 14 天居家康复管理;新冠肺炎出院患者全部纳入家庭医生签约服务范围,做到"应签尽签、应管尽管",主要提供三种服务:一是督促辖区内新冠肺炎出院患者在解除集中隔离康复后的两周内做好居家健康管理工作;二是在出院患者解除集中隔离后的 4 周之内,乡村医生需每日了解其体温、呼吸状况等,一旦出现发热或呼吸道症状以及其他不适,协同和指导其到相关医疗机构就诊;三是基层医疗卫生机构在完成出院患者健康监测的同时,要对其康复状况进行定期评估,加强健康教育,提供康复指导和心理疏导。